# マンモPETで
# ここまでわかる

## ～乳房専用PETによる新しい乳がん画像診断～

佐藤葉子，荒木　力 著　　山梨PET画像診断クリニック

インナービジョン

# 序

　「乳がんにPETはちょっと……」という声をよく耳にします。PET/CTがわが国に普及し，がん診療に欠かせないものとなった今日でも，乳がん診療におけるPETの位置づけは低いように感じます。これはおそらく，空間分解能の限界から，小さな乳がんの原発巣が全身PET/CTでは見えないことが少なくないためと思われます。実際，現行の乳癌診療ガイドライン（日本乳癌学会）にも，「FDG-PETは乳癌検診には勧められない（推奨グレードD）」と記載されています。確かに，全身用のPET/CTは"乳がん検診"には不向きです。しかし，検診はがん診療のごく一部です。その他の多くの場面でPETは役に立つ画像診断なのですが，この理解を乳腺領域で広めるにはどうしたらよいだろうかと，長い間悩んでいました。そこで出会ったのが，はるかに高い空間分解能を有するマンモPETです。マンモPETは乳がんの画像診断におけるPETの位置づけを大きく変える可能性がある画像診断です。マンモPETは全身PET/CTと併用することが基本なので，マンモPETを知っていただくことで，全身PET/CTも乳がん診療に役立つ画像診断であることを再認識するきっかけになればと考えています。実際，全身PET/CTで偶然乳がんが疑われ，マンモPETで確認される例も珍しくありません。

　本書はリング型乳房専用PETであるマンモPETを中心に，乳房画像診断を解説したものです。冒頭のPart 1では，本書を読み進めるにあたり必要な基礎知識を「PETとマンモPETの基本事項」としてまとめました。続くPart 2では，実際の19症例をマンモPETを受けたきっかけ別にまとめて提示しました。症例ごとに臨床経過やキー画像を経時的に提示し，最終診断にいたる過程をストーリーとして読んでいただけるように工夫し

ました。また，臨床診療に役立つマメ知識を所々に配しました。Part 2から読んでいただいても全く問題ありません。

　マンモPETが導入されて2年足らずの短い期間に遭遇した症例を集めたもので，乳腺疾患の体系的な教科書ではありませんが，初期経験の中から，自身にも教訓的な症例を選び掲載しました。本書が乳がん診療におけるPETへの理解を深めることにつながり，乳がん診療の一助になり，一人でも多くの乳がん患者さんのために役立つことになれば幸いです。


　本書の刊行にあたって，貴重な症例を検討する機会を与えていただき，ご助言，ご指導下さった独立行政法人地域医療推進機構（JCHO）山梨病院乳腺外科・野方　尚先生，山梨大学医学部第一外科・井上慎吾先生，山梨県立中央病院外科・中込　博先生，そして，画像提供にご協力いただいた公益財団法人山梨厚生会山梨厚生病院，独立行政法人国立病院機構甲府病院の皆様に厚く御礼申し上げます。また，日頃よりご支援いただいております山梨大学医学部放射線科教授・大西　洋先生，医療法人社団篠原会甲府脳神経外科病院院長・篠原豊明先生にも感謝申し上げます。最後に，本書の編集にあたり，花房喜久枝氏をはじめインナービジョン社には大変お世話になりました。この場をお借りして深謝いたします。


　　2017年4月

佐藤葉子，荒木　力

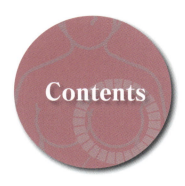

# 目 次

# 目　次

**Part 1　PETとマンモPETの基本事項** ···················· 9

　1.　$^{18}$F-FDG による癌の画像診断 ···················· 10

　　　1）使用薬剤 ···························· 10

　　　2）PET の画像化 ························ 11

　　　3）PET/CT ···························· 12

　2.　PET の被ばく ···························· 13

　3.　乳癌診療における FDG-PET ···················· 14

　　　1）乳房専用 PET ························ 14

　　　　（1）対向型乳房専用 PET 装置 ·············· 14

　　　　（2）リング型乳房専用 PET 装置 ·············· 14

　　　2）マンモ PET ························ 15

　4.　マンモ PET によるこれからの乳癌診断 ·············· 17

**Part 2　マンモ PET 症例集** ···················· 19

　1.　マンモ PET 検診例 ························ 20

　　・症例1 ······························ 20

　　・症例2 ······························ 22

　　・症例3 ······························ 26

　　・症例4 ······························ 28

・症例 5 ・・・・・・・・・・・・・・・・・・・・・・・・・・・・・・・・・ 29
・症例 6 ・・・・・・・・・・・・・・・・・・・・・・・・・・・・・・・・・ 33

## 2. マンモ PET 以外の画像診断先行例 ・・・・・・・・・・・・・・・ 35
・症例 7 ・・・・・・・・・・・・・・・・・・・・・・・・・・・・・・・・・ 35
・症例 8 ・・・・・・・・・・・・・・・・・・・・・・・・・・・・・・・・・ 38
・症例 9 ・・・・・・・・・・・・・・・・・・・・・・・・・・・・・・・・・ 40

## 3. 乳癌術前症例 ・・・・・・・・・・・・・・・・・・・・・・・・・・・・ 43
・症例 10 ・・・・・・・・・・・・・・・・・・・・・・・・・・・・・・・・ 43
・症例 11 ・・・・・・・・・・・・・・・・・・・・・・・・・・・・・・・・ 46
・症例 12 ・・・・・・・・・・・・・・・・・・・・・・・・・・・・・・・・ 49
・症例 13 ・・・・・・・・・・・・・・・・・・・・・・・・・・・・・・・・ 54
・症例 14 ・・・・・・・・・・・・・・・・・・・・・・・・・・・・・・・・ 57

## 4. 思わぬ所見に遭遇した症例 ・・・・・・・・・・・・・・・・・・・・ 59
・症例 15 ・・・・・・・・・・・・・・・・・・・・・・・・・・・・・・・・ 59
・症例 16 ・・・・・・・・・・・・・・・・・・・・・・・・・・・・・・・・ 62
・症例 17 ・・・・・・・・・・・・・・・・・・・・・・・・・・・・・・・・ 66

## 5. 治療効果判定症例 ・・・・・・・・・・・・・・・・・・・・・・・・・ 69
・症例 18 ・・・・・・・・・・・・・・・・・・・・・・・・・・・・・・・・ 69
・症例 19 ・・・・・・・・・・・・・・・・・・・・・・・・・・・・・・・・ 73

**著者紹介** ・・・・・・・・・・・・・・・・・・・・・・・・・・・・・・・・・・ 78

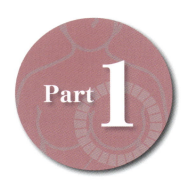

# Part 1

# PETとマンモPETの基本事項

1. $^{18}$F-FDGによる癌の画像診断・・・・・・・・・・・・ 10
2. PETの被ばく ・・・・・・・・・・・・・・・・・・・・ 13
3. 乳癌診療におけるFDG-PET ・・・・・・・・・・・ 14
4. マンモPETによるこれからの乳癌診断 ・・・ 17

# 1. $^{18}$F-FDGによる癌の画像診断

## 1) 使用薬剤

現在，PET（positron emission tomography：陽電子放出断層撮影）を用いた癌の画像診断に一般的に広く用いられているPET製剤は$^{18}$F-FDG（fluorodeoxyglucose：フルオロデオキシグルコース）で，グルコース（glucose：ブドウ糖）を構成する水酸基（-OH）の1つを陽電子放出核種（ポジトロン核種）である$^{18}$Fに置換したものである（図1-1）。グルコースと非常によく似た分子構造をしているため，体内ではグルコースと同様にグルコーストランスポーター（glucose transporter：GLUT）から細胞内に取り込まれる。GLUTはすべての動物細胞に発現している，グルコースの膜輸送タンパク質である。一般に，グルコース代謝が亢進している悪性腫瘍ではGLUTが過剰発現しているため，正常組織に比べてより多くの$^{18}$F-FDGを取り込む。つまり，$^{18}$F-FDGは，その病変が良性か悪性かを直接判定する薬剤ではなく，グルコース代謝が亢進しているかどうかを画像化する薬剤である。

$^{18}$F-FDGは，グルコースと同様の経路で細胞内に取り込まれる。ここで，グルコースは解糖系に進んで代謝されてしまうが，わずかに分子構造が異なる$^{18}$F-FDGは解糖系に進めずに，細胞内にトラップされ集積する（図1-2）。このように細胞内に集積した$^{18}$F-FDGと，細胞内でリン酸化された$^{18}$F-FDG-6リン酸（に含まれる$^{18}$F）が画像化されるわけである。

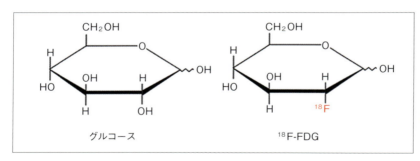

図1-1　グルコースと$^{18}$F-FDGの構造式

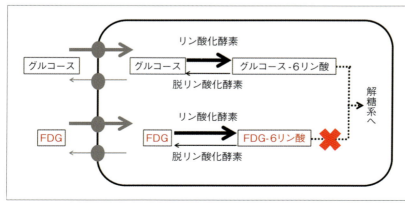

図1-2　FDGの細胞内集積機序

1. $^{18}$F-FDGによる癌の画像診断

表1-1 陽電子放出核種

| ポジトロン核種 | 半減期 |
|---|---|
| $^{11}$C（炭素） | 20分 |
| $^{13}$N（窒素） | 10分 |
| $^{15}$O（酸素） | 2分 |
| $^{18}$F（フッ素） | 110分 |

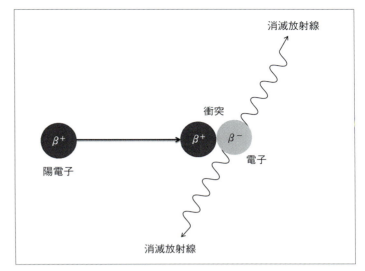

図1-3 陽電子と消滅放射線

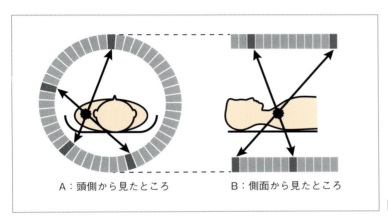

図1-4 PET装置模式図

## 2) PETの画像化

PETに使用されるのは，陽電子[注1]（ポジトロン）を放出する放射性同位体である（表1-1）。$^{11}$C，$^{13}$N，$^{15}$Oは生体を構成し，生体内で代謝される元素（の同位体）であるため，生体内の代謝を利用した機能画像が得られる。CTやMRIなどの形態画像に加え，機能画像を同時に見ることで，診断精度を上げることができる。ただし，これらは半減期が短かすぎて，臨床には使いにくい。

$^{18}$Fは生体構成要素ではないが，半減期が110分と比較的長いため臨床で使いやすく，$^{18}$F-FDGのように代謝物質の一部を置換して利用される（表1-1）。

$^{18}$Fの原子核内から放出された陽電子（$\beta^+$）は，その直後に電子（$\beta^-$）と衝突して消滅するが，このとき両者の質量に相当するエネルギー（511 keV）が放射線として放出される。これは180度方向の一対（2本）の放射線であり，（陽電子）消滅放射線と呼ばれる（図1-3）。この，180度方向に放出される2本の消滅放射線を検出器（シンチレータ）でとらえ，画像化したものがPET画像である。全身PET装置では，寝台（被検者）の周りに円形に検出器が並んでおり（図1-4），被検者を乗せた寝台が移動して消滅放射線の検出・収集を行い，画像を構成する。

【注1】陽電子（$\beta^+$）：電子（$\beta^-$）が負の電荷を持つのに対し，陽電子は同量の正の電荷を持ち，両者は同じ質量である。陽電子は電子の反物質で，反電子とも呼ばれる。

Part 1　PETとマンモPETの基本事項

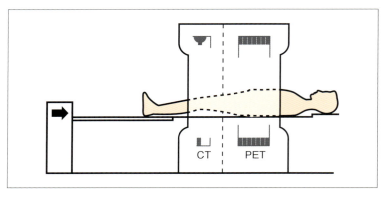

図1-5　PET/CT構造図（側面図）

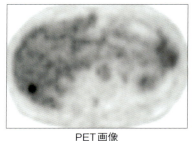
PET画像

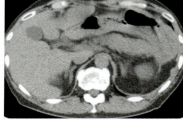
CT画像

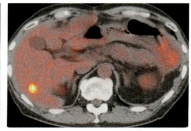
PET/CT fusion画像

図1-6　PET/CTで得られる画像

## 3）PET/CT

PET/CTは，PET装置とCT装置が一体型となった装置である（図1-5）。PET/CTに先んじて，CTが付属していないPET専用機が販売されたが，2017年1月1日現在の本邦におけるPET/CTの台数が514台なのに対し，PET専用機の台数は42台であり[1]，多くがPET/CTに置き換わっている。特に，腫瘍PET検査には，現時点でほとんどPET/CTが用いられている。

PET/CTの主な利点は2つある。

① PETとCTの画像を融合（fusion）させることで，FDGが集積する部位（病変）の解剖学的位置が正確になる（図1-6）。

② Transmission scanの時間短縮と画質の向上

$^{18}$F-FDG-PETのように，体内から放出される放射線をとらえる撮像（収集）をemission scan[注2]と言う。体内から放出された放射線は，検出器に届く前にさまざまな体組織を通過する。その際に吸収や散乱といった相互作用により，特に深部では減弱が大きく，実際の集積よりも過小評価されてしま

う。つまり，検出器がとらえた"生の"情報が"真の"FDG分布ではないため，そのまま診断用の画像として用いることができない。臨床的に診断に使える画像にするためには吸収補正が不可欠で，そのためにtransmission scan[注3]が必要になる。

CTが付属していないPET専用機では，外部線源によるtransmission scan[注4]を行う必要があり，全身で約10分を要する。PET/CTでは外部線源によるtransmission scanで得られる情報の代わりにX線CT撮像によるCT値（Hounsfield unit：HU）を用いており，十数秒〜1分程度という短時間で補正用のtransmission scanが終了する。また，CTの情報は外部線源による情報よりはるかに大量かつ詳細で，補正されるPETの画質が向上することが知られている。

【注2】Emission scan（放出型スキャン）：シンチグラフィやPETのように，体内線源（放射性同位元素など）からの放射線を外部で検出する方式。

【注3】Transmission scan（通過型スキャン）：CTのように外部線源から照射し，体内を通過した放射線を反対側で検出する方式。

【注4】外部線源によるtransmission scan：$^{68}$Geや$^{137}$Csなどの密封線源を体外から照射し，体内の吸収物質の分布を別に測定すること。

# 2. PETの被ばく

　PET検査は既存のX線撮影室やRI（ラジオアイソトープ）撮像室で行うことができない，患者動線がほかの患者と重なってはならないなど，施設基準が厳しい。これは，投与された薬剤から出る放射線（消滅放射線）のエネルギー（511keV）が他のRI薬剤（約70〜150keV）に比べて高いためであり，被ばく線量とは異なる。主な放射線被ばく線量を表1-2に示す。癌診療においては，不要な被ばくを避けることを常に考慮しつつ，必要な情報を得るための検査を選択・実施することが大切である。

**表1-2　さまざまな放射線被ばく線量（実効線量mSv）**

|  | 期　間 | 被ばく線量（mSv） |
|---|---|---|
| 自然放射線 | 1年 | 2.4 |
| 胸部X線撮影 | 1回 | 0.05 |
| 胃透視（バリウム検査） | 1回 | 3.5 |
| マンモグラフィ | 1回（両側各2方向） | 0.4 |
| 胸部CT | 1回 | 7〜13 |
| 腹部CT | 1回 | 10〜20 |
| 骨シンチグラフィ | 1回 | 4 |
| PET/CT＊（＋マンモPET＊＊） | 1回 | 5 |

＊　　低線量CTの場合
＊＊　マンモPETはPET/CT検査に追加して行い，CT撮像や追加のFDG投与も不要なため，追加被ばくはない。

# 3. 乳癌診療におけるFDG-PET

　図1-4（11P参照）に示すように，全身PETでは病変部と検出器の距離が離れているため，指摘できる癌の大きさの目安はおおむね1cmより大きい病変である。また，細胞密度や悪性度などによっても集積の程度が異なる。このため，リンパ節転移や遠隔転移診断には優れているものの，乳癌の術前診断には局所進達度の診断能が不十分という理由から，治療前にPET/CTが施行されることが少なかった（例えば，この2年間に当院で行った乳癌治療前のPET検査数は，肺癌治療前の検査数の1/5であった）。この，PET/CTによる原発巣の空間分解能の低さを解消したのが，乳房専用PETである。

## 1）乳房専用PET

　2016年現在，日本で薬機法の承認を受け，さらに保険収載されている乳房専用PETには2つのタイプ（各2機種，計4機種）がある。いずれも，病変と検出器の距離をこれまでの全身PETより大幅に縮めることで，空間分解能を向上させている。

### （1）対向型乳房専用PET装置

　対向型乳房専用PET装置は，乳房を挟んで撮像する方式がマンモグラフィに似ていることから，PEM（positron emission mammography）と呼ばれる（図1-7）。乳房を挟んで撮像するが，マンモグラフィほどの強い圧迫は加えないため，痛みはほとんどない。2つの圧迫板で乳房を挟み，その圧迫板の中を一対の検出器が移動しながら撮像する（図1-7 B）。マンモグラフィ同様，左右の乳房ごとに内外斜位方向と頭尾方向の2方向，計4回の撮像が基本である。

### （2）リング型乳房専用PET装置

　乳房を挟まず，うつ伏せになり自然下垂位の乳房を撮像するのがリング型である（図1-8）。ベッド面に開けたホール（孔）に片方ずつ乳房を挿入して撮像する。ホールの壁面には検出器が配列されている。

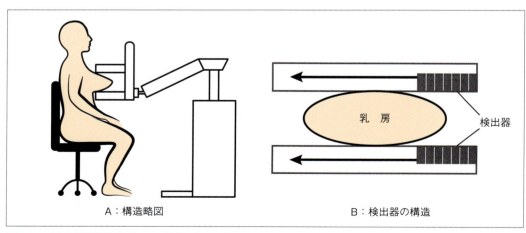

図1-7　対向型乳房専用PET装置（PEM）

# 3. 乳癌診療におけるFDG-PET

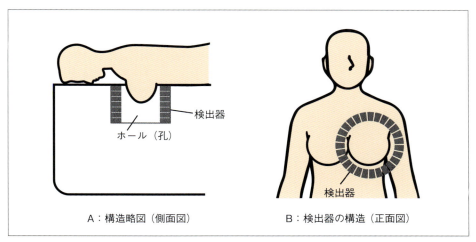

図1-8 リング型乳房専用PET装置

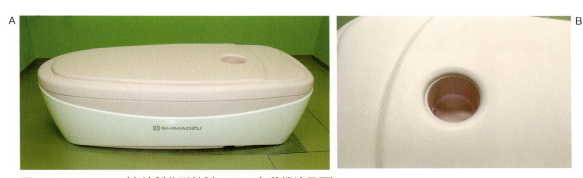

図1-9 Elmammo（島津製作所社製：2014年薬機法承認）
A：全体像
B：ホール（孔）部分の拡大像。乳房を挿入するホールを上から見た写真で，ホールの直径は18.5cm，深さは15.6cm。

　当院では，2015年3月に島津製作所社製のリング型乳房専用PET装置「Elmammo」（図1-9）を導入し，片方5分，両側で計10分の撮像を行っている。乳房を挿入するためのベッド面のホール（孔）は，直径18.5cm，深さは16.5cmである（図1-9 B）。ベッド型で，天板には柔らかいクッションが敷いてあり，図1-9 Aの右手の一段低くなったところに頭を置き，片方の乳房をホールに挿入し，うつぶせになって撮像する。

## 2）マンモPET

　当初，高分解能の乳房専用PET装置全体を差してdedicated breast PET（dbPET）と呼んでいたが，最近は対向型をPEM，リング型をdbPETとすることが多い。本書ではわかりやすいように，当院のリング型乳房専用PET装置「Elmammo」（図1-9）を"マンモPET"と呼称する。空間分解能3.5mmの全身PET/CTと空間分解能1.5mm以下のマンモPETで同じファントムを撮像した画像（図1-10）から，実際にマンモPETの方がはるかに空間分解能が高いことが示された。マンモPETでは，少なくとも直径3mmの乳癌が明瞭に描出できると考えられる。

　マンモPETにおける課題として，以下の2点が挙げられる。
① 偽陽性
　FDGはグルコース代謝イメージング製剤のため，グルコース代謝の盛んな良性腫瘍や炎症細胞にも集積し，悪性腫瘍診断としてのFDG-PETが偽陽性

# Part 1 PETとマンモPETの基本事項

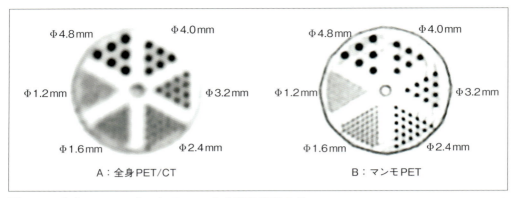

図1-10 全身PET/CTとマンモPETの空間分解能の差
（画像提供：島津製作所）

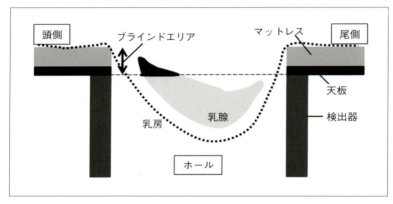

図1-11 マンモPETにおけるブラインドエリア

となることがある。マンモPETでも，活動性の高い乳腺症病変や乳頭腫などに集積が見られることがある。今後，症例を蓄積し，他モダリティ所見（特に超音波検査所見）を踏まえて経過観察を行うことで，どのような所見がより癌の可能性が高く迅速な確定診断が必要か，あるいは，どのような場合に未治療経過観察が可能かの予測をつけることができると思われる。

② ブラインドエリア

マンモPETは構造上，ベッド面から検出器上縁までの距離がブラインドエリアになる（図1-11）。2015年3月の導入時には約16〜18mmであったブラインドエリアは，その後マットが薄型のものに改良されたことで，2017年10月頃には約10mmまで減少できる見込みである。また，ポジショニングの工夫も重要である。頭側のA，C領域はベッド面から離れやすいため，やや頭を下げた前傾姿勢で，A，C領域を十分ホール内に落とし込むようにするとよい。PEM，マンモPETともに，胸壁に近い病変が撮像範囲から外れる恐れがあると言われているが，特に，痩身で乳腺と胸筋の間の脂肪の厚みが少ない例や，若齢で乳房が下垂しにくい症例では，胸壁側の乳腺がブラインドエリアに入る可能性が高く，特にC領域，次いでA領域が欠損しやすい。これらは乳癌の好発部位であるため，ポジショニングには注意が必要である。

# 4. マンモPETによるこれからの乳癌診断

　乳癌診療においてはこれまで，再発診断に用いられることが多かったPETだが，マンモPETにより局所進達度が十分評価できるようになったことで，治療前診断も含めた適用が期待される。これまで，CT，MRI，骨シンチグラフィを組み合わせることが多かった治療前画像診断を，PET/CTとマンモPETの組み合わせで代替することにより，2時間ほどで一度に終えることができる。特に，閉所恐怖症や造影剤アレルギー，腎機能障害，体内金属保持などにより，MRIを受けることができない患者には必須である。これは，術後の再発診断でも同様である。再発であっても，局所再発，腋窩リンパ節転移であれば早期の治療により根治が可能で，生存率を向上させることができる[2]ので，局所再発をマンモPETで，転移を全身PET/CTで一度に検索できるPET診断は有用である。また，PET/CTは，CTや腫瘍マーカー（CA 15-3）よりも再発診断能に優れ，無増悪期間の延長に寄与することが知られ

ている[3),4)]。増え続ける乳癌に対し，PETは患者側・医療側双方の負担を軽減するとともに，より精度の高い画像診断を提供することができる。

　近年，造影乳房MRIで描出される腫瘍がマンモグラフィや超音波検査で描出されない，あるいは不明瞭であるために超音波ガイド下生検やマンモトームガイド下生検が困難な病変に対し，MRIガイド下生検が施行され始めている（2017年4月現在，保険適用外）。これと同様に，マンモPETで異常集積を認めても，マンモグラフィや超音波検査で描出できない病変に対し，今後，マンモPETガイド下生検も検討する必要があると思われる。なぜなら，マンモPETで指摘した異常集積部位から確実に生検ができていなければ，病理組織診断で悪性とされなかったとしても，癌の否定には至らないからである。ただし，術者の被ばくや放射線障害防止法などさまざまな課題があり，2017年4月現在，本邦でマンモPETガイド下生検を行うことはできない。

●参考文献
1) PET・PET/CT・サイクロトロン等設置施設名簿：月刊 新医療，No.507，134～139，2017年3月号．
2) Grassetto, G., et al. [18]F-FDG-PET/CT in patients with breast cancer and rising Ca 15-3 with negative conventional imaging : a multicentre study. *Eur. J. Radiol.*, 2011; **80**（3）: 828-33.
3) Evangelista, L., et al. Tumour markers and FDG PET/CT for prediction of disease relapse in patients with breast cancer. *Eur. J. Nucl. Med. Mol. Imaging*, 2011; **38**（2）: 293-301.
4) Evangelista, L., et al. Comparison of [18]F-FDG positron emission tomography/computed tomography and computed tomography in patients with already-treated breast cancer : diagnostic and prognostic implications. *Q. J. Nucl. Med. Mol. Imaging*, 2012; **56**（4）: 375-84.

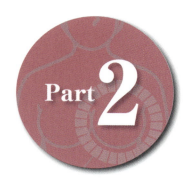

# マンモ PET 症例集

1. マンモ PET 検診例 ·················· 20
2. マンモ PET 以外の画像診断先行例 ··· 35
3. 乳癌術前症例 ····················· 43
4. 思わぬ所見に遭遇した症例 ········· 59
5. 治療効果判定症例 ················· 69

# Part 2 マンモPET症例集

# 1. マンモPET検診例

　本人の希望で，検診目的にマンモPETを受けた症例を紹介する。これまでに乳癌検診を受けたことのない方，毎年受けていた方，良性疾患として乳腺外来で経過観察を受けている方などのマンモPETの画像を中心に供覧する。

## 症例 1

　70歳，女性。これまで乳癌検診を受けたことはない。今回初めて，検診目的にマンモPET（図1-1）を受診した。

【PET所見】
　マンモPETでは，右C領域に異常集積（図1-1 A～C →）を認める。全身PET/CT（図1-2）では，同部位に異常集積は同定できない。

A：MIP*側面像

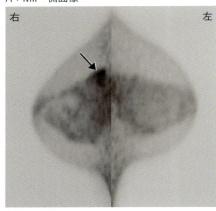

B：右軸位断像

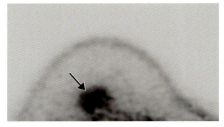

C：右矢状断像

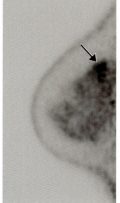

図1-1　マンモPET

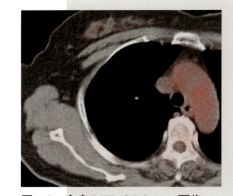

図1-2　全身PET/CT fusion画像

## 1. マンモPET検診例

【その後の経過】
　乳癌を疑い乳腺外科を受診し，マンモグラフィと超音波検査（図1-3）を受けた。マンモグラフィでは異常は認められなかった。

【超音波所見】
　超音波像（図1-3）では，乳管様の低エコー（⇦）がやや目立つところに，石灰化を疑う高エコー（▷）を多数認める。

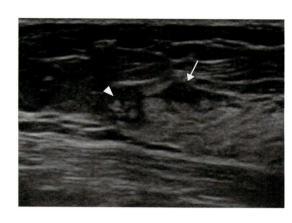

図1-3　超音波像

【最終診断】
　乳癌（小葉癌成分と乳管癌成分が混在する浸潤癌）。

【解　説】
　マンモPETがまず施行されたが，その後施行されたマンモグラフィでは少量の石灰化と構築の乱れを疑う所見があり，超音波検査上も乳癌を疑う所見であった。本症例は身体に障害があるために乳がん検診を受けることにためらいがあり，これまで未受診であった。

---

**マメ知識**

本邦の『有効性評価に基づく乳がん検診ガイドライン2013年度版』[1]によれば，40歳以上の女性に対するマンモグラフィを含む乳癌検診は推奨レベルグレードB（行うよう勧められる）であるものの，受診率は34.2％と低く[2]，欧米の70％に比べて半数以下となっている。まとまった報告はないが，身体障害者の検診受診率はさらに低いものと思われる。現段階では，マンモPETは新しい検査であるため，エビデンスが十分ではなく，乳がん検診ガイドラインには記載されていないが，10分程度ベッドにうつ伏せが可能な受診者であれば，身体に障害があっても安全に高精度な検査が可能である。

●参考文献
1) 有効性評価に基づく乳がん検診ガイドライン2013年度版：独立行政法人国立がん研究センター，がん予防・検診研究センター，2014年3月31日．
2) 平成25年国民生活基礎調査：厚生労働省．
http://www.mhlw.go.jp/toukei/saikin/hw/k-tyosa/k-tyosa13/

---

＊MIP：maximum intensity projection。最大値投影法。三次元画像をあらゆる視点から観察し，経路上の最大値を二次元平面に投影する方法。全身PETでは通常，白黒表示の全身像を回転させて観察する。断面像に比べて，全体像の把握に適している。

## Part 2 マンモPET症例集

### 症例2

50歳，女性。乳癌検診は毎年受診している。半年前のマンモグラフィ，超音波検査および触診では異常は指摘されなかった。今回初めて，検診マンモPET（図2-1）を受診した。

【PET所見】

マンモPETで，右乳頭下に2つの限局性集積を認める（図2-1 A〜C → ▶）。全身PET/CTでは異常集積を同定できなかった（図2-2）。続いて，MRI（図2-3）が施行された。

A：MIP側面像

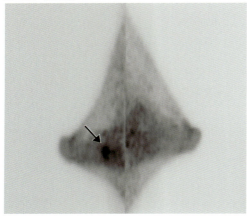

B：右軸位横断像

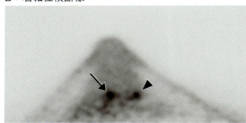

C：右矢状断像

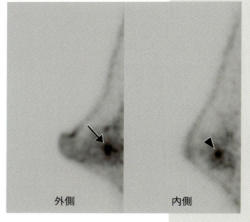

図2-1 マンモPET

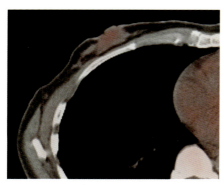

図2-2 PET/CT fusion画像

## 【MRI所見】
　造影MRIでは，マンモPETでの限局性集積に相当する2つの造影される結節を認める（図2-3 ⇒ ◁）。

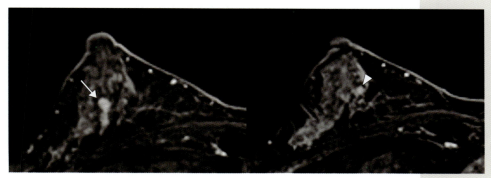

図2-3　造影MRI 脂肪抑制T1強調像（右乳房）

## 【その後の経過1】
　乳癌疑いにて乳腺外科を受診し，マンモグラフィと超音波検査（図2-4）を受けた。マンモグラフィでは異常は認められなかった。

## 【超音波所見】
　超音波では，マンモPETで右乳頭下に認められた2つの集積のうち，外側の大きな集積に相当すると思われる低エコー域を認めた（図2-4 ⇒）。小さな集積（内側）に相当する病変は，はっきりしなかった。

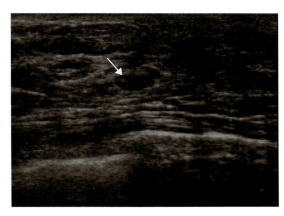

図2-4　超音波像

## 【その後の経過2】
　超音波所見が積極的に悪性を疑うものではなかったため，半年後に再検査となった。半年後の超音波検査では，前回と同様の低エコー域を認めた。また，初回と月経周期をずらして，造影MRI（図2-5）も再度撮像した。

【再検MRI所見】
　造影MRIでは，前回同様の2つの造影領域（図2-5 ⇒ ◁）を認めた。

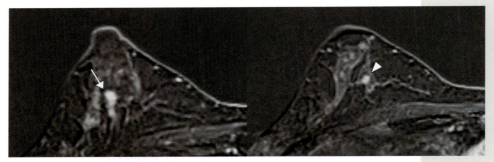

図2-5　再検造影MRI 脂肪抑制T1強調像（右乳房）

【その後の経過3】
　マンモPETで限局性のFDG集積を呈し，造影MRIで月経周期によらない造影効果を呈することから乳癌の可能性が高いとして，超音波検査で描出された外側の腫瘤から穿刺細胞診を施行した。

【診　断】
　Class V，腺癌。

【その後の経過4】
　外科切除の方針となり，術前に再度PET（図2-6）を施行した。

【再検PET所見】
　マンモPETでは前回同様，右乳頭下に2つの限局性集積を認める（図2-6 A～C → ◀）。

A：MIP側面像

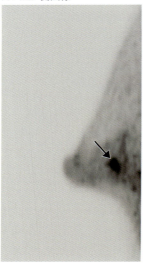

B：右軸位横断像

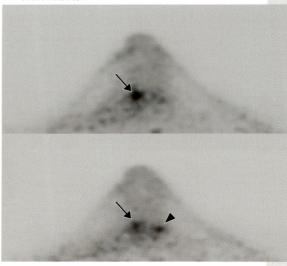

図2-6　再検マンモPET

## 1. マンモPET検診例

### 【その後の経過5】

本人の希望により，初回マンモPET時より16か月後に右乳房部分切除術が施行された。

### 【最終診断】

非浸潤性乳管癌（DCIS）*。

### 【その後の経過6】

術後，残存右乳房に対し放射線治療を施行した。

### 【解　説】

超音波像は乳癌らしくなく，検診超音波検査では要精査（カテゴリー3以上）とはならない小病変だが，マンモPETで明瞭な限局性集積を呈した小さなDCISである。このように，従来の診断法では積極的に悪性を疑わない所見でも，マンモPETで明瞭な集積を呈するものは癌を見ている可能性がある。

どのようなDCISが将来的に浸潤癌になるのか，治療後に再発をしやすいのか，現段階では不明である。未治療経過観察例と標準治療（乳房部分切除＋残存乳房に対する放射線治療）例の予後を比較する試みもなされている[1]が，結果を得られるまでに数十年かかる。したがって，現段階では，特に若い世代（50代以下）では標準治療が一般的である[2]。今後，症例が蓄積されれば，DCISに対する治療法の選択や予後予測などに，マンモPETが役立つ可能性がある。

●参考文献

1）Ryser, M.D., et al. Outcomes of Active Surveillance for Ductal Carcinoma in Situ : A Computational Risk Analysis. *J. Natl. Cancer Inst.*, 2016 ; **108**（5）: djv372.
2）Shah, C., et al. Management of Ductal Carcinoma in Situ of the Breast : A Review. *JAMA Oncol.*, 2016 ; **2**（8）: 1083-1088.

＊DCIS : ductal carcinoma in situ。非浸潤性乳管癌。non-invasive ductal carcinomaとも言う。乳管上皮から発生した乳癌が乳管の中にとどまっており，基底膜を破って周囲間質に浸潤していない状態。なお，小葉発生の非浸潤癌は，LCIS（lobular carcinoma in situ）またはnon-invasive lobular carcinomaと言う。乳癌の約10％が非浸潤癌と言われている。

## 症例3

　53歳，女性。45歳時に左乳汁分泌があり精査を受け，乳管内乳頭腫と診断された。52歳時に再度左乳汁分泌があり受診するも，マンモグラフィ，超音波検査では悪性所見は認められなかった。今回初めて，検診マンモPET（図3-1）を受診した。

### 【PET所見】

　マンモPETでは，右乳房A領域に長径7mmの限局性FDG集積を認める（図3-1 A〜C →）。

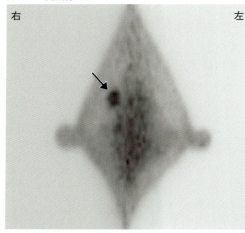
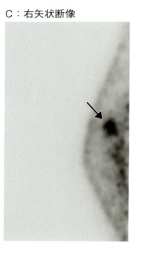
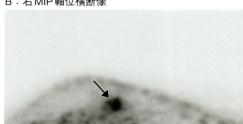

図3-1　マンモPET

### 【その後の経過1】

　乳癌疑いにて乳腺外科を受診し，マンモグラフィと超音波検査を受けたが，癌を疑う所見はなかった。さらに，MRI検査（図3-2）を受けた。

【MRI所見】
造影MRIでは,両側乳腺内に小さな造影効果が散在している(図3-2 ⇒)。

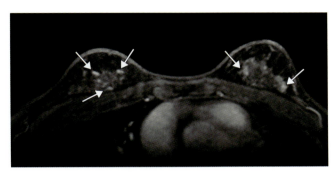

図3-2　造影MRI 脂肪抑制T1強調像

【その後の経過2】
　MRI所見から乳腺症を疑い,マンモPETを参照しながら超音波ガイド下マンモトーム生検を施行した。

【最終診断】
　乳腺症を背景に,囊胞や線維腺腫様病変を認める乳腺症。

【解　説】
　マンモPETでは比較的限局して目立つ集積であったが,超音波検査では限局した病変は見られなかった。マンモPET画像を参照して目標を定め,より広い範囲で生検可能な超音波ガイド下マンモトームを選択したが,悪性所見はなかった。
　超音波像ではっきりと確認できない小病変からの生検であり,マンモPETで見えた異常集積部位から確実に病変が採取されているかは不明であり,病理組織診断が悪性でなかったとしても偽陽性(良性なのにFDGが集積した)とは断定できない。やはり,マンモPET上は乳癌が否定できず,経過観察が必要な症例である。

> **マメ知識**
> 
> 近年,造影MRIでのみ異常としてとらえられる小病変に対し,MRIガイド下生検が試みられている。一方,マンモPETでしか異常が見られない症例に対するマンモPETガイド下生検は本邦ではまだ行うことができない。将来的にマンモPETガイド下生検が可能になれば,より小さな乳癌の診断能が上がると思われる。同時に,症例2(22〜25P参照)のように,ごく小さい非浸潤癌が見つかるケースが増えることも予想される。どこまで小さい乳癌を見つけ,どのような治療をするかが,今後の課題である。

## 症例4

52歳，女性。両側乳房多発嚢胞にて経過観察中に，検診マンモPET（図4-1）を受診した。

### 【PET所見】

マンモPET（図4-1）では，両側乳房に嚢胞と思われるFDG集積欠損域を認める。左乳房では，この背側にやや限局したFDG集積（図4-1 B, C →）を認める。

A：MIP側面像

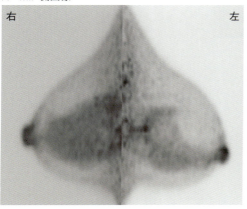

B：矢状断像

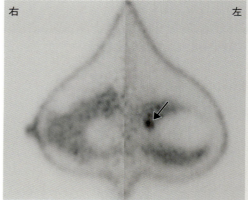

C：左軸位横断像

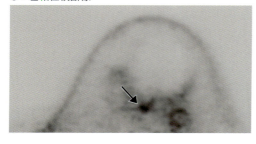

図4-1　マンモPET

### 【その後の経過】

乳癌を否定できず乳腺外科を受診したが，超音波検査では前回受診時と変わらず嚢胞のみで，経過観察となった。

### 【診　断】

正常乳腺（嚢胞による圧排により生理的集積が目立った）。

### 【解　説】

正常乳腺には生理的なFDG集積があり，軽度のびまん性集積となる。本症例は，大きな嚢胞により圧排された乳腺への生理的集積が，周囲乳腺の集積より目立って見えたものと考えられた。ただし，偽陽性の確定診断は得られておらず，左側嚢胞の胸壁側にマンモPETで限局性集積が見られたことを念頭に置いて，今後の経過観察を行うことが望ましい。

## 1. マンモPET検診例

### 症例5

57歳，女性。これまで乳癌検診は受けていなかった。今回初めて，検診マンモPET（図5-2）を受診した。

### 【PET所見】

PET/CTでは，両側の乳腺と胸筋の間に環状の石灰化を伴う腫瘤（図5-1 ※）を認める。豊胸のために注入された脂肪の石灰化と考える。マンモPET上，これらの腫瘤に一致したFDG集積欠損域を認める。右側では，この内背側にやや限局したFDG集積を認める（図5-2 A～C →）。左側では腫瘤に沿って，環状のFDG集積を認める（図5-2 D ▼）。

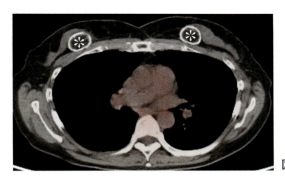

図5-1　PET/CT fusion画像

A：MIP側面像

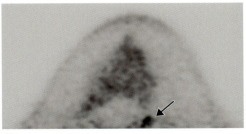

B：右矢状断像

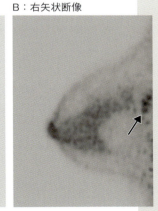

C：右軸位横断像　　　　　D：左軸位横断像

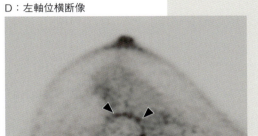

図5-2　マンモPET

## Part 2 マンモPET症例集

【その後の経過】

左乳房は異物に対する炎症を考えたが、右は乳癌を否定できず乳腺外科を受診し、マンモグラフィ（図5-3）と超音波検査（図5-4），MRI（図5-5）が施行された。

【マンモグラフィ所見】

マンモグラムでは，両側の乳房間隙に球形の石灰化腫瘤を認める（図5-3）。脂肪注入後の良性石灰化と考える。そのほかにも，良性と判断できる粗大な石灰化が散見される。右側のインプラント周囲に濃度上昇がある（図5-3 ⇒）。

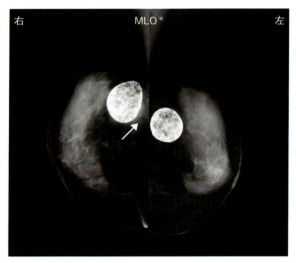

図5-3　マンモグラム

【超音波所見】

超音波（図5-4）では，右乳房の石灰化腫瘤（※）の内側に高エコー域（⇐）を認める。

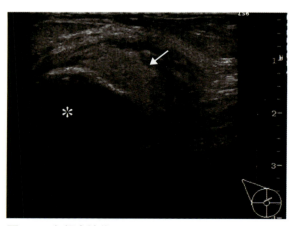

図5-4　右超音波像

## 【MRI所見】

造影MRIでは，両側乳房の石灰化腫瘤（図5-5 ※）を認める。右乳房の腫瘤内側に造影効果を認める（図5-5 ↓）。左乳房には異常を認めない。

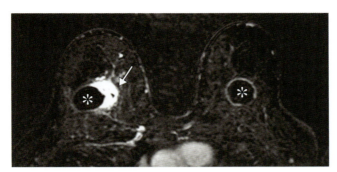

図5-5　造影MRI 脂肪抑制T1強調像

## 【最終診断】

右乳房石灰化腫瘤内側の病変から吸引細胞診を行い，Class Ⅱ-Ⅲa（悪性所見なし）。

## 【解　説】

右乳房の良性石灰化腫瘤周囲にマンモグラムで濃度上昇があり，MRIでも同部位に造影効果が目立つものの，マンモPETではFDG集積の乏しい病変で，活動性の乏しい異物肉芽腫と考えられる。一部に軽度集積があるが，活動性の残存した肉芽腫か撮像範囲辺縁のアーチファクト（偽病変）と思われる。左側のように，腫瘤辺縁に沿った線状の集積であれば異物肉芽腫（良性）と判断できるが，右側のような局所的な集積の場合は悪性の否定が難しい。

乳房の異物肉芽腫にFDGが集積し，PET/CTで偽陽性となることがある[1]。多くは，異物の形状と集積パターンから反応性集積（良性）と判断できるが，本症例のように，従来のPET/CTでは確認できなかったような小さな限局性集積がマンモPET上見られると，乳癌と紛らわしいことがある。診断のポイントは，①異物近傍の集積であること，②造影MRIとマンモPETの所見に乖離があること（一般に，乳癌は両モダリティで非常によく似た結節として描出される），などが挙げられる。

● 参考文献
1) Adejolu, M., et al. False-Positive Lesions Mimicking Breast Cancer on FDG PET and PET/CT. *Am. J. Roentgenol.*, 2012 ; **198** (3) : W304-14.

※ MLO：mediolateral oblique。内外斜位方向。マンモグラフィで，乳房を上外側〜乳頭〜下内側の斜位で挟んで撮像する方法。また，CC（craniocaudal）は，乳房を乳頭レベルで水平方向に挟んで撮像する方法。

# Part 2 マンモPET症例集

**参考症例** 48歳，女性，検診症例

【PET所見】

　両側乳房に挿入されたインプラント（I）の腹側に乳腺（図5-6 ⇨，図5-7 →）が位置している。インプラントにより乳腺が腹側に押し出され，胸壁と乳腺の距離が十分となっており，マンモPETでも乳腺が欠けることなく観察可能である。

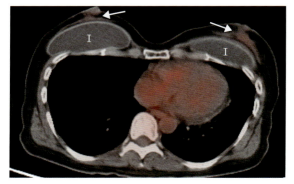

図5-6　全身PET/CT fusion画像

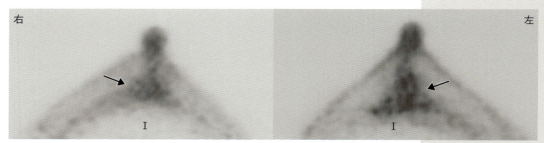

図5-7　マンモPET軸位横断像

### マメ知識

豊胸のため，または乳腺術後の再建のためインプラントが挿入された場合，その種類やサイズにより，以後のマンモグラフィ検査が施行できないことがある（強い圧迫が必要なため）。マンモPETは乳房を圧迫せず，うつ伏せによる自然下垂位で撮像するため，インプラント挿入乳房も安全に検査が可能である。

また，痩身で脂肪の少ない乳房や，若齢で皮膚の張りが強く十分に下垂しない乳房の場合，マンモPET上，胸壁側の乳腺が撮像範囲から欠ける可能性があり，撮像時のポジショニングに工夫が必要である。しかし通常，インプラントは乳腺と胸壁の間に挿入されるため，インプラントが挿入された乳房では乳腺が腹側に押し出されてマンモPETで欠損する可能性がほとんどなく，より適した検査法と言える（上記参考症例参照）。

# 1. マンモPET検診例

## 症例6

60歳,女性。1か月前に乳癌検診(マンモグラフィと触診)を受け,異常はなかった。今回初めて,検診マンモPET(図6-2)を受診した。

【PET所見】

全身PET/CT(図6-1)では異常を認めないが,両側乳頭に生理的集積を認める(◁)。マンモPET(図6-2)では,左C領域に異常集積(←)を認める。

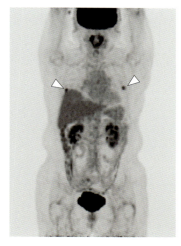

図6-1　全身PET（MIP正面像）

A：MIP側面像

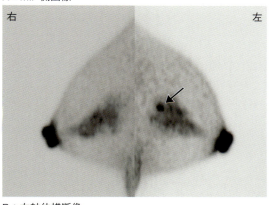

B：左軸位横断像

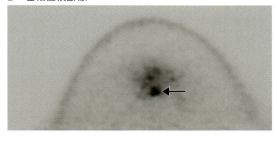

C：左矢状断像

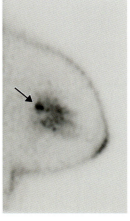

図6-2　マンモPET

【その後の経過1】
　乳癌を疑い乳腺外科を受診し，マンモグラフィと超音波検査（図6-3）を受けた。マンモグラフィでは異常はなかった。

【超音波所見】
　左C領域に粗造な部分を有する低エコー腫瘤を認める（図6-3 ⇦）。腫瘤の内部エコーは不均一で，後方エコーの増強はない。また，この腫瘤の外尾側に，腫瘤と連続しない3mm×2mmの低エコー域があった（画像非提示）。

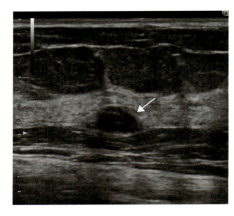

図6-3　左超音波像

【その後の経過2】
　超音波所見では非浸潤性乳管癌（DCIS）を疑い，穿刺吸引細胞診を施行した。

【最終診断】
　Class Ⅲ，intraductal papilloma/-tosis.。核異型が見られないことから，乳管内乳頭腫などの乳管内増殖性病変と考えられた。

【解　説】
　良性腫瘍でもグルコース代謝が盛んなものはFDGが集積する。マンモPETをよく見ると，周囲乳腺の集積もやや不均一で，乳腺症が合併していると思われた。超音波検査でもほかに低エコー域が見られ，乳腺症の併存が示唆された。しかし，主病変はマンモPET，超音波像でも良悪性の鑑別が困難な所見を呈していた。

### マメ知識

乳管内乳頭腫は，乳管内に発生する乳頭状の良性腫瘍である。末梢性は小さな乳頭腫が多発することが多いのに対し，中枢性は孤立性が多く，本症例は中枢性と考えられた。乳管内乳頭腫は早期の乳癌，特に非浸潤性乳管癌（DCIS）との鑑別が超音波検査やマンモPETでも難しいことがある。良性腫瘍であり，これ自体が癌化する病変ではないが，良悪性の鑑別が難しいことや，上流の乳管に乳癌が併発する可能性があることから，経過観察が必要である。また，病理学的に明らかな二相性が見られない場合は，切除も考慮する。

# 2. マンモPET以外の画像診断先行例

　乳腺外来で，マンモグラフィや超音波検査など，他の画像診断を受けた後にマンモPETを受けた症例を示す。

## 症例7

　24歳，女性。半年前，検診乳房超音波検査で左A/C領域に低エコー域を指摘され，A病院乳腺外来で経過観察中である（生検未施行）。本人の希望により，マンモPET検査（図7-2）を受けた。

### 【PET所見】

　全身PET/CT（図7-1）およびマンモPET（図7-2）で，左乳房A領域にFDG集積を認める（←）。マンモPETでは，1つの腫瘤というよりは，小さい集積が集簇したような像を呈している。

A：胸部MIP正面像

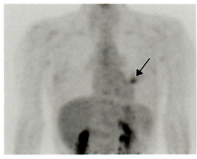

B：PET/CT fusion画像

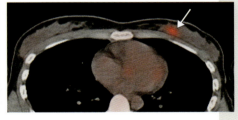

図7-1　全身PET

A：MIP側面像

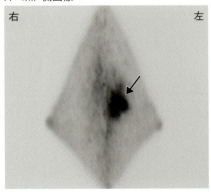

B：右軸位横断像

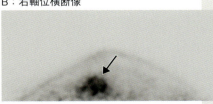

図7-2　マンモPET

## Part 2 マンモPET症例集

【その後の経過1】
　乳癌を疑い，本人の希望によりB病院乳腺外科を紹介受診し，マンモグラフィ（図7-3）と超音波検査（図7-4）が施行された。

【マンモグラフィ/超音波所見】
　マンモグラム（図7-3）は両側高濃度乳腺で異常は指摘できない。超音波像では，左A/C領域に低エコー域を認めるが（図7-4 ⇨），明らかな腫瘤とは言えない。

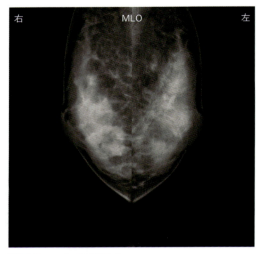

図7-3　マンモグラム

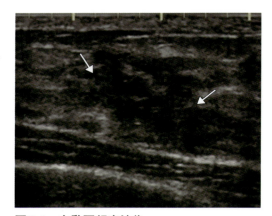

図7-4　左乳房超音波像

【その後の経過2】
　マンモグラフィ，超音波検査で強く乳癌を疑う所見ではなかったものの，マンモPET所見と対比するためにMRI（図7-5）が施行された。

【MRI所見】
　造影MRIでは，左乳房A領域にマンモPETでの集積と同様の造影効果（図7-5 ⇐）を認める。

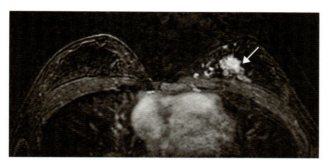

図7-5　造影MRI 脂肪抑制T1強調像

【その後の経過3】
　乳癌を疑い生検を施行した。
【診　断】
　乳管内乳頭腫症（intraductal papillomatosis）。生検片の数か所に筋上皮を伴う乳頭腫の像を認める。クロマチンはやや増量するものの，目立った異型はなく，悪性所見は認めない。
【その後の経過4】
　引き続き乳腺外科外来で経過観察となった。
【解　説】
　病理組織診断では多発の乳頭腫であったが，マンモPET上も単発の腫瘤ではなく，小さな腫瘤が連なったような集積を呈し，病理組織像をよく反映していた。

### マメ知識

乳管内乳頭腫は，乳管内に発生する乳頭状の良性腫瘍である。中枢性のものは孤立性が多いのに対し（症例6：33〜34P参照），末梢性のものは小さな乳頭腫が多発することが多く，乳管内乳頭腫症（intraductal papillomatosis）とも呼ばれる。乳頭腫は良性腫瘍であるが，生検されていない部分に癌が併発している可能性は否定できない。また，特に多発性乳頭腫の場合，将来的な発癌リスクが高いとも言われており[1]，注意深い経過観察が必要である。

●参考文献
1) 櫻井健一・他：乳房非浸潤癌術後対側に発生し乳癌と鑑別が困難であった多発性末梢性乳管内乳頭腫の1例. 日本外科系連合学会誌, 2006; 31 (4): 685-688.

## 症例8

62歳，女性。56歳時，右乳癌（硬癌）にて乳房部分切除が施行された。病理組織診断でリンパ節転移が陽性，HER2陽性であったため，術後に補助化学療法とハーセプチン療法を受けた。数年前から左乳腺に腫瘤を指摘されており，今回，超音波検査（図8-1）とCT（図8-2）を受けた。

### 【超音波所見】

超音波では，左C領域に13mm×7mm×4mmの境界明瞭平滑で楕円形の低エコー腫瘤を認める（図8-1 ⇒）。

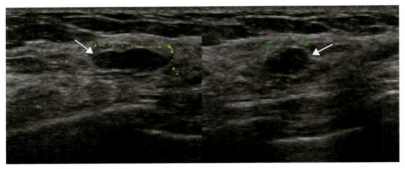

図8-1　左乳房超音波像

### 【CT所見】

CTでは，左C領域に6mm×4mmの腫瘤を認める（図8-2 ↑）。

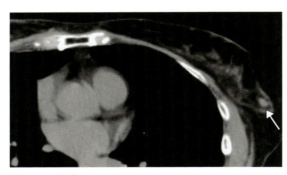

図8-2　単純CT

### 【その後の経過】

左C領域の腫瘤は数年間変化に乏しかったが，右乳房部分切除後の経過観察と左C領域腫瘤の精査のためにマンモPET（図8-3）を施行した。

## 2. マンモPET以外の画像診断先行例

【PET所見】
　マンモPET（図8-3）では，右乳房部分切除後で，両側乳腺に生理的集積を考える軽度のびまん性集積はあるが，異常な腫瘤性集積は認めない。CTで指摘されている腫瘤に相当する部分にも異常集積は見られない。

A：MIP側面像

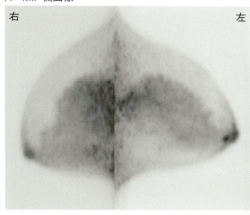

B：左軸位横断像

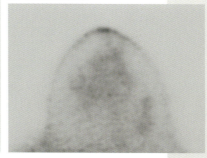

図8-3　マンモPET

【診　断】
　線維腺腫。

【解　説】
　本症例は数年前から指摘されている変化のない腫瘤で，FDG集積は乏しく，非増殖期の線維腺腫と考えられた。

---

### マメ知識

FDG-PETにおけるFDG集積は，良性か悪性かではなくグルコース代謝の多寡による。そのため，良性腫瘍でもグルコース代謝が盛んな腫瘍にはFDG集積が見られる。体幹部PETでは，子宮筋腫や神経鞘腫などにもFDG集積が見られることが知られているが，乳腺では増殖期の線維腺腫にも集積が見られることがある[1]。超音波やマンモグラフィ所見とあわせると，線維腺腫の診断は可能である。

● 参考文献
1) Adejolu, M., et al. False-Positive Lesions Mimicking Breast Cancer on FDG PET and PET/CT. *Am. J. Roentgenol.*, 2012：198 8（3）；W304-314.

## 症例9

59歳，女性。1か月前より急激に増大する右乳房腫瘤を主訴に乳腺外来を受診し，超音波検査（図9-1）とCT（図9-2）を受けた。

### 【超音波所見】

超音波では，右乳房全体に13cm×9cm×7cmの充実性腫瘤を認める（図9-1）。大きい腫瘤であるが浸潤所見はなく，圧排性に増殖している。

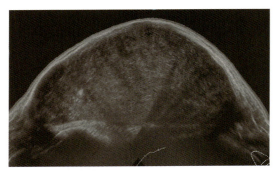

図9-1　右乳房超音波像

### 【CT所見】

造影CTでは，右乳房を占拠する巨大な腫瘤（図9-2 ⇐）を認める。境界は明瞭で，やや不均一に造影される。

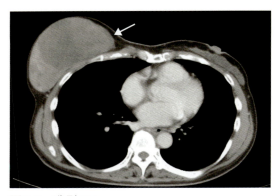

図9-2　造影CT

### 【その後の経過1】

超音波像，CT所見から乳腺肉腫を疑い，PET（図9-3, 4）を施行した。

## 2. マンモPET以外の画像診断先行例

【PET所見】
　全身PET/CTでは，右乳房腫瘤（図9-3 A →，B ⇐）にびまん性の軽度集積を認める。マンモPET（図9-4）でも局所的な高集積は見られず，高悪性度腫瘍は否定的である。

A：MIP正面像

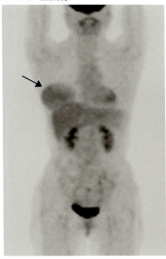

B：全身PET/CT fusion画像

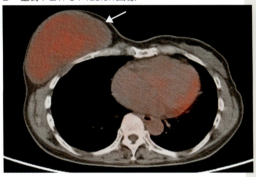

図9-3　全身PET

A：右MIP側面像

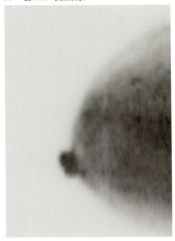

B：右軸位横断像

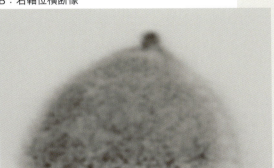

図9-4　マンモPET

【その後の経過2】
　続いて，MRI（図9-6）が施行された。

## Part 2 マンモPET症例集

【MRI所見】
　右乳腺腫瘤は造影MRIの早期相（図9-5 A）より造影され，やや不均一ではあるが，壊死を疑うような造影不良域は認めない。

A：早期相　　　　　　　　　　　　　B：後期相

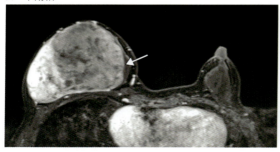 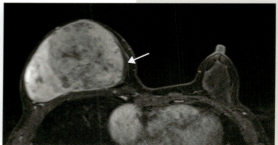

図9-5　造影MRI 脂肪抑制T1強調像

【その後の経過3】
　高悪性度の肉腫は否定的と考えられ，切除術が施行された。
【最終診断】
　葉状腫瘍（phyllodes tumor, borderline）。
【解　説】
　急激に増大する割にFDG集積は比較的均一な軽度集積で，低悪性度リンパ腫や，良性もしくは境界悪性葉状腫瘍が考えられた。組織型は境界悪性であった。

> **マメ知識**
>
> 乳房の間葉系腫瘍のうち，上皮性成分を含むものを葉状腫瘍，上皮性成分を含まず悪性の間葉成分のみで構成されるものを肉腫（線維肉腫や血管肉腫，脂肪肉腫など）と言う（ただし，葉状腫瘍の上皮性成分は腫瘍性ではなく反応性の増殖である）。多くは急速に増大する乳腺腫瘤として自覚される。細胞診による術前診断が困難で，FDG PETでのSUV*が良悪性の鑑別や予後予測に有用である[1]。
>
> ●参考文献
> 1) Baba S., et al. Diagnostic and prognostic value of pretreatment SUV in $^{18}$F-FDG/PET in breast cancer：comparison with apparent diffusion coefficient from diffusion-weighted MR imaging. *J. Nucl. Med.*, 2014；**55**（5）：736-742.

＊SUV：standardized uptake value。FDGの腫瘍や臓器への集積の強さを表すための指標の一つ。投与した薬剤（FDG）が全身に均一に分布したと仮定した場合と比較して，腫瘍や臓器に単位重量当たり何倍の集積があるかを示す。

# 3. 乳癌術前症例

　乳腺外来で組織学的に乳癌の診断が確定し、術前検査としてPETを受けた症例を示す。

### 症例10

　84歳、女性。2年前に左乳房の結節に気づいたが医療機関を受診しなかった。今回、心不全で入院時、CT（図10-1）で左乳房腫瘤を指摘された。自己触診上は増大ありという。

【CT所見】
　造影CTでは、左乳房C領域に径6mmの造影効果の目立つ腫瘤（図10-1 ⇦）を認める。

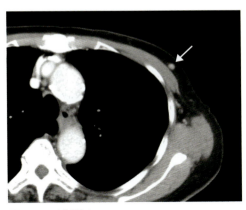

図10-1　造影CT

【その後の経過1】
　超音波検査で左C領域に8mm×5mmの腫瘤を認め、生検で乳癌と診断された。術前検査としてPET（図10-2, 3）が施行された。

【PET所見】
　全身PET/CTでは、FDGの異常集積は同定できない（図10-2 ⇦）。マンモPETでは、造影CTで指摘された左乳房C′の腫瘤に一致するFDG集積を認める（図10-3 A～C ←）。

Part 2 マンモPET症例集

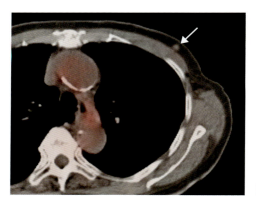

図10-2 全身PET/CT fusion画像

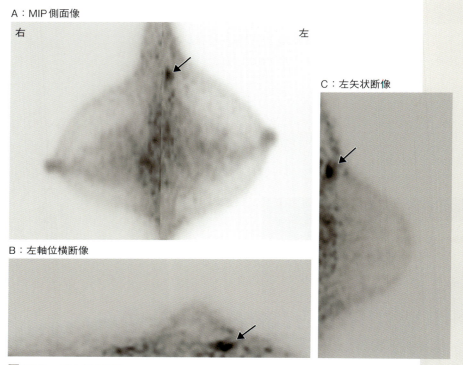

A：MIP側面像
B：左軸位横断像
C：左矢状断像

図10-3 マンモPET

【最終診断】
　乳癌（硬癌）。

【解　説】
　全身PET/CTでは集積の認められなかった小さな乳癌で，マンモPETでは明瞭な限局性集積として描出された。全身PET/CTでは空間分解能の限界のために，1cmに満たないような小さな乳癌の検出は困難なことが少なくない。しかし，マンモPETをはじめとする乳房専用PETは，病変部と検出器の距離が近く空間分解能が高いため，3～4mmの小さな乳癌の検出が可能となった[1]。

> 参考症例　63歳，女性，左乳癌術後10年で局所再発

【PET所見】
　PET/CT（図10-4）上，再発腫瘍へのFDG集積は乏しく（⇐），病変の指摘はできない。マンモPETでは明瞭な高集積を呈している（図10-5 ←）。

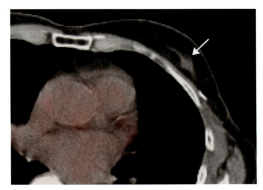

図10-4　全身PET/CT fusion画像

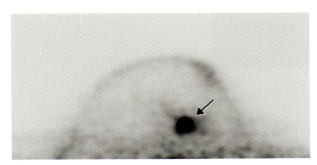

図10-5　マンモPET（左軸位横断像）

●参考文献
1) Koolen, B.B., et al. Molecular Imaging in Breast Cancer : From Whole-Body PET/CT to Dedicated Breast PET. J. Oncology, 2012 ; 2012 : 438647

## 症例11

58歳，女性。右乳房にしこりを触知して受診し，マンモグラフィ（図11-1），超音波検査（図11-2）とCT（図11-3）が施行された。

【マンモグラフィ所見】

マンモグラムでは，右乳房U領域にspiculated massを認める（図11-1 ⇨）。

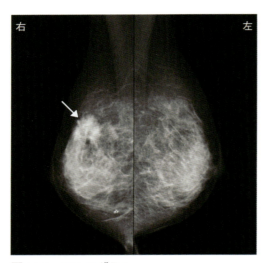

図11-1　マンモグラム

【超音波所見】

超音波では，右C領域に33mm×29mm×25mmの腫瘤（図11-2 ⇦）があり，明らかなハローと構築の乱れを伴う。脂肪組織浸潤と皮膚浸潤があり，後方エコーの減弱も認める。

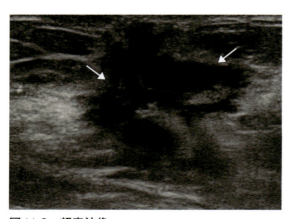

図11-2　超音波像

【CT所見】
造影CTでは，右C領域に分葉状腫瘤を認める（図11-3 ➡）。

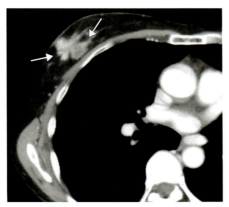

図11-3　造影CT

【その後の経過】
生検で乳癌と診断され，術前検査としてPET（図11-4, 5）が施行された。

【PET所見】
右乳房C領域に，PET/CT（図11-4 A →，B ➡），マンモPET（図11-5 A～C →）いずれも異常集積を認める。特に，マンモPETでは内部の集積の不均一さが明瞭である。PET/CT（図11-4 C）で右腋窩リンパ節への集積は軽度だが，腫大が目立つ（▽）。

A：MIP 正面像

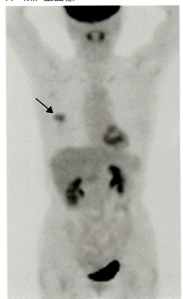

B：PET/CT fusion画像（右乳房）

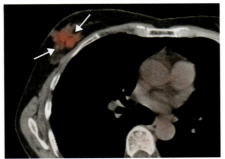

C：PET/CT fusion画像（右腋窩）

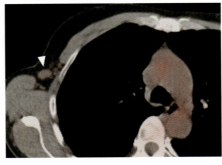

図11-4　全身PET

## Part 2 マンモPET症例集

A：MIP側面像

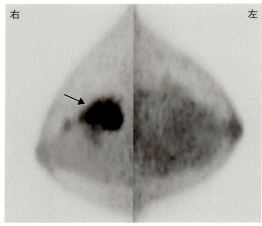

B：右軸位横断像

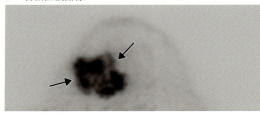

C：右矢状断像

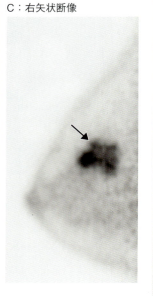

図11-5　マンモPET

【診　断】
浸潤性小葉癌，Stage ⅢB。

【解　説】
　全身PET/CTでは乳癌の原発巣に軽度集積が見られるのみであったが，マンモPET上グレイスケールを調節することで非常に不均一な集積であることが確認できた。術後補助化学療法，胸壁放射線照射を追加するも，術後約4か月後の早期に広汎な肝転移を来した。

> **マメ知識**
>
> 近年，乳癌を含め悪性腫瘍へのFDG集積の不均一さが悪性度を反映し，予後に関与すると報告されている[1]。
>
> ●参考文献
> 1) Soussan M., et al. Relationship between tumor heterogeneity measured on FDG-PET/CT and pathological prognostic factors in invasive breast cancer. *PLoS One*, 2014 ; **9** (4) : e94017.

## 症例12

64歳，女性。左鎖骨上の"しこり"を触知して受診し，マンモグラフィ（図12-1）と超音波検査（図12-2）が施行された。

### 【マンモグラフィ所見】

マンモグラムでは，左乳房M領域に局所的非対象陰影（図12-1 ⇦）があり，淡く不明瞭な石灰化を伴っている。石灰化は集簇～区域性の分布とも取れる。カテゴリー4。

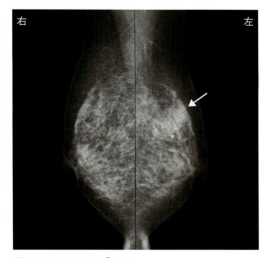

図12-1　マンモグラム

### 【超音波所見】

超音波（図12-2）では，左A/Cに腫瘤があり（⇦），石灰化（△）を伴う。腫瘤の外にも，石灰化を思わせる点状高エコーを認めた（画像非提示）。

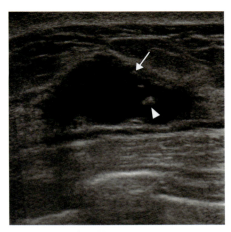

図12-2　超音波像

【その後の経過1】
　左乳房A/C領域の腫瘤からの生検でcomedo typeの浸潤性乳管癌と診断され，CT（図12-3）が施行された。
【CT所見】
　造影CTでは，左乳房A/C領域に24mm×11mmの腫瘤を認める（図12-3 A ←）。左腋窩と鎖骨上リンパ節が腫大している（図12-3 B, C ◁）。

A：左乳房
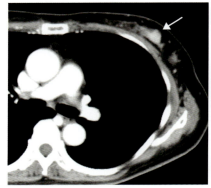

B：左腋窩
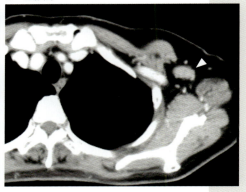

C：左鎖骨上部
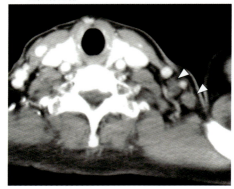

図12-3　造影CT

【その後の経過2】
　さらに，病期診断のため，PET（図12-4, 5）が施行された
【PET所見】
　全身PETのMIP正面像でも，左乳房A/C領域に異常集積がある（図12-4 A ←）。原発巣（図12-4 A ←, B ⇐）よりも，左腋窩リンパ節（図12-4 A ◂, C ◁）の腫大とFDG集積が目立つ。左鎖骨上リンパ節も軽度腫大し（図12-4 D ◁），FDG集積がやや目立つ。マンモPET（図12-5 A～C ←）でも，結節状の高集積を認める。乳管内進展や娘結節を疑う集積は認めない。

3. 乳癌術前症例

A：MIP 正面像　　B：PET/CT fusion 画像（左乳房）　　C：PET/CT fusion 画像（左腋窩）

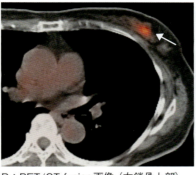
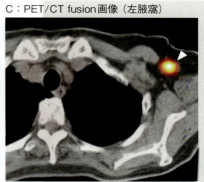

D：PET/CT fusion 画像（左鎖骨上部）

図12-4　全身PET

A：MIP 側面像

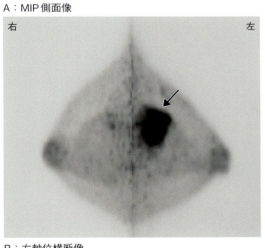

C：左矢状断像

B：左軸位横断像

図12-5　マンモPET

51

## Part 2 マンモPET症例集

【最終診断】

左乳癌 T2N3cM0, Stage ⅢCの診断で, 術前化学療法後に手術を施行。術後の最終病理組織診断では原発巣, 転移リンパ節ともに癌の残存を認めなかった。

【解　説】

術前化学療法に先立ち, PETで病期診断を行った。マンモPETで局所進達度と対側乳房のスクリーニング, PET/CTで転移検索が同時に行えた。これまで, 乳癌の術前病期診断は局所を造影MRI, 転移検索を造影CTと骨シンチグラフィで行うのが一般的であったが, PETを用いるとこれらを一度にカバーすることができる。

> **マメ知識1**
>
> 乳癌診療ガイドライン[1]では, 腫瘍径が大きく乳房温存手術が困難な浸潤性乳癌で乳房温存手術を希望する患者に対しては, 乳房温存を目的に術前化学療法を勧めてもよい（グレードB）とされ, 近年, 術前化学療法が施行されることが増えている。術後化学療法と違い, 術前では病理学的検索が非常に限られており, 画像所見によるより正確な病期診断が重要である。
>
> 腋窩・鎖骨上リンパ節転移については, 超音波での内部正常や血流変化の所見からも転移か否かの判断がおおむね可能であるが, 傍胸骨・縦隔リンパ節転移については超音波での評価は困難で, PET/CTが力を発揮する（参考症例1：図12-6, 7）。

### 参考症例1　乳癌 傍胸骨リンパ節転移

【画像所見】

造影CT（図12-6）では, 右傍胸骨リンパ節転移（↑）を指摘することは困難であるが, PET/CT fusion画像（図12-7）で明らかな異常集積（↑）が認められる。

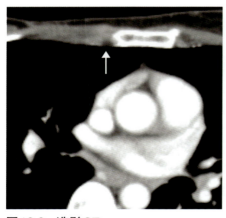

図12-6　造影CT

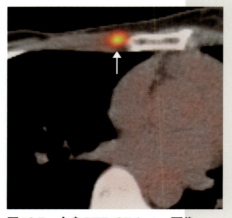

図12-7　全身PET/CT fusion画像

### マメ知識2

PET/CTが普及する前，乳癌に多い造骨性骨転移にはFDGの集積が低いため，CTを有さないPET単独機による骨転移検索能は骨シンチグラフィに劣るとされていた[2]。しかし，PET/CTにより造骨性骨転移の軽度集積も明瞭に描出できるようになり，造骨性骨転移であっても骨シンチグラフィよりも検出能が高くなっている。さらに，骨転移は骨髄腔（骨梁間）に癌細胞が存在することから始まるが，この初期段階ではまだ骨には反応性変化が起こっていないため，CTや骨シンチグラフィで骨の異常をとらえることは難しいが，腫瘍そのものの糖代謝を画像化するFDG PETでは指摘可能なことが多い（参考症例2，図12-8，9）。このような理由から，最近のメタ・アナリシスではすべての骨転移全体の感度・特異度ともに，PET/CTの方が高いとされている[3]。

### 参考症例2　乳癌術後骨転移

【画像所見】

CT（図12-8）では骨硬化像，骨融解像とも呈しておらず，骨転移（⇐）の指摘は困難であるが，PET/CT fusion画像（図12-9）で明らかな異常集積（◁）が認められる左上部の高集積は膀胱である。

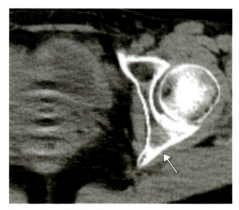

図12-8　単純CT

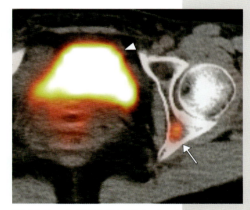

図12-9　全身PET/CT fusion画像

● 参考文献
1) 日本乳癌学会　編：科学的根拠に基づく乳癌診療ガイドライン1　治療編　2015年版第3版．東京，金原出版，2015．
2) Nakamoto, Y., et al. CT appearance of bone metastases detected with FDG PET as part of the same PET/CT examination. *Radiology*. 2005 ; **237** (2) : 627-634．
3) Cheng, X., et al. Comparison of $^{18}$F-FDG PET/CT with bone scintigraphy for detection of bone metastasis : a meta-analysis. *Acta Radiologica*. 2011 ; **52** (7) : 779-787．

## 症例13

　46歳，女性。検診マンモグラフィ（図13-1）と超音波検査（図13-2）で異常を指摘され，受診した。

### 【マンモグラフィ所見】

　マンモグラムでは，左乳房M-I領域に局所的非対称性陰影（FAD）（図13-1 ⇦）を認める。カテゴリー3。

A：左マンモグラムMLO　　B：左マンモグラムCC

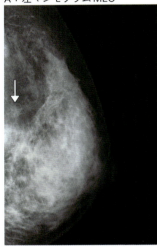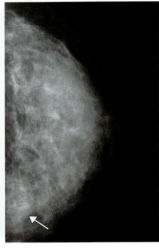

図13-1　マンモグラム

### 【超音波所見】

　超音波では，左A領域に27mm×17mmの低エコー域を認める（図13-2 A ⇩）。一部に点状石灰化を伴う。大きさの割に浸潤所見は乏しい。また，両側乳腺には乳腺症の変化を伴い，右側には複数の扁平な腫瘤性病変を認める（図13-2 B，C ⇩）。

B：右C/D領域超音波像

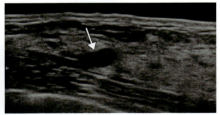

C：右B領域超音波像

A：左A領域超音波像

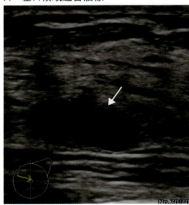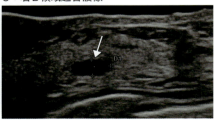

図13-2　超音波像

## 3. 乳癌術前症例

【その後の経過】
　左乳房生検で乳癌の診断を得た。閉所恐怖症があり，MRIを撮像できないため，病期診断目的にPET（図13-3, 4）を施行した。

【PET所見】
　PETでは，左乳房A領域に，22mm×17mmの既知の乳癌を認める。全身PET（図13-3 ←），マンモPET（図13-4 A ←）のいずれも，明瞭なFDG集積を認める。PET/CTでは他に異常は見られない。一方，マンモPET上，右乳房B領域にも径4mmほどの限局性集積を認める（図13-4 A～C ▶）。

A：MIP正面像

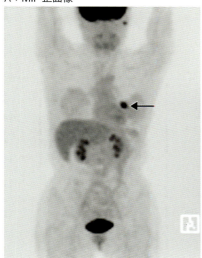

B：PET/CT fusion画像

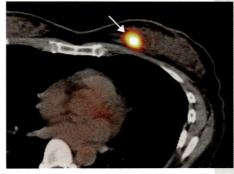

図13-3　全身PET

A：MIP側面像
右　　　　　　　　　　左

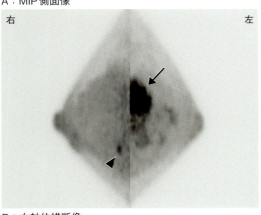

C：右矢状断像

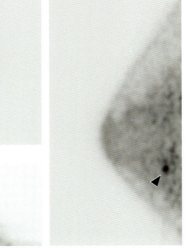

B：右軸位横断像

図13-4　マンモPET

# Part 2　マンモPET症例集

【最終診断】

　左乳癌（浸潤性乳管癌），pT2N0M0，Stage ⅡA。右側の集積は乳腺症と考える。

【解　説】

　同時性両側乳癌が疑われた。40歳以下，乳癌の家族歴，良性の乳腺疾患の既往などがある場合，同時性両側性乳癌のリスクが高くなると報告されている[1]。本症例のように，造影MRIが撮像できない場合や，撮像できても背景乳腺に乳腺症が強く，非特異的な造影効果が散在している場合，対側乳房の小さな乳癌を指摘できない可能性がある。マンモPETは，乳癌と診断のついた乳房の局所進達度と同時に，対側乳房乳癌のスクリーニングを簡便に行うことができる。ただし，活動性乳腺症の場合，FDG集積を伴うことがあるため，超音波像との詳細な対比が必要である。

●参考文献

1）Wang, T., et al. The risk factors and prognosis of bilateral primary breast cancer : a comparative study with unilateral breast cancer. *Oncol. Res*., 2011 ; **19** : 171-178.

# 3. 乳癌術前症例

## 症例14

41歳，女性。右乳房にしこりを触知し受診した。生検にて浸潤癌と診断され，病期診断のためPET（図14-1, 2）を施行した。

### 【PET所見】

右乳房C領域に知られる乳癌28mm×27mmの乳癌原発巣に，PET/CT（図14-1 A），マンモPET（図14-2）いずれも異常集積を認める（→）。PET/CT上，左右卵巣に一致した骨盤内の限局性集積を認める（図14-1 A▶，B▷）。

A：MIP 正面像

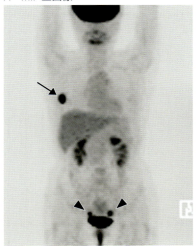

B：PET/CT fusion画像（骨盤）

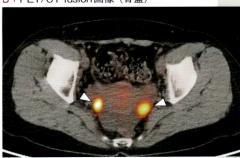

図14-1　全身PET

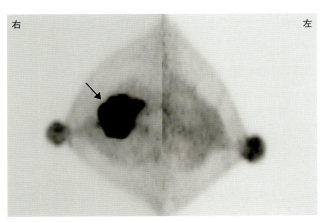

図14-2　マンモPET（MIP側面像）

### 【その後の経過】

卵巣腫瘍が否定できず，MRI（図14-3）を撮像した。

## 【MRI所見】

MRIでは，両側卵巣（図14-3 ▷）に異常は見られない。

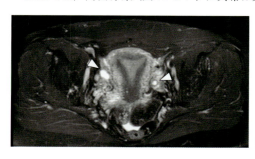

図14-3　MRI 脂肪抑制T2強調像

## 【最終診断】

右乳癌（浸潤性乳管癌），T2N0M0，サブタイプ（下記「マメ知識」参照）はホルモン受容体陽性，HER2陽性の診断でtrastuzumab*を含む術前化学療法の後，右乳房部分切除およびセンチネルリンパ節生検が施行され，術後病理診断はpT1cN0であった。その後，温存乳房への術後照射およびtrastuzumabによる抗HER2療法を施行した。

## 【解　説】

閉経前の女性の卵巣には，月経周期に伴って生理的なFDG集積が見られる[1]。通常，排卵期に片側性（排卵側）にFDG集積が見られることが多く，PET検査前の問診で月経周期と最終月経日を確認することが大切である。また，月経の直前にも見られることがあり（排卵期・月経前期の二峰性），また，両側に集積することもある。卵巣に両側性の集積が見られた場合，特に担癌患者では詳細に問診をしたとしても卵巣転移などの悪性病変の除外が必要となる。PET/CTは悪性病変の検出に有用である一方，生理的集積が目立つ場合，他のモダリティで良悪性の確認が必要となることがある。

●参考文献
1) Navve D., et al. Physiological (18) F-FDG uptake patterns in female reproductive organs before and after chemotherapy treatments : assessment by PET/CT. Med. Oncol., 2013 ; 30 : 598.

### マメ知識

乳癌のサブタイプ：乳癌は，癌の増殖にかかわるホルモン受容体，HER2受容体，癌細胞の増殖活性（Ki67値）という3つの要素によって，5つのサブタイプに分類される。ホルモン受容体には，エストロゲン受容体（ER）とプロゲステロン受容体（PR）がある。これらが発現している乳癌では女性ホルモンにより増殖が促進されるため，女性ホルモンの分泌や働きを妨げる薬を使うことで癌の増殖を抑えることができる。HER2受容体も，乳癌の増殖にかかわっている膜タンパクで，これが発現している乳癌にはその動きを阻害する分子標的薬である抗HER2薬を用いた抗HER2療法が選択できる。サブタイプにより癌細胞の性質が異なり再発のリスクが異なるため，それぞれに適した薬物療法（化学療法，ホルモン療法，抗HER2療法）を選ぶ必要がある。

*trastuzumab：トラスツズマブ（商品名ハーセプチン®：Herceptin®）。抗HER2薬。ヒト癌遺伝子HER2/neu（c-erbB-2）の遺伝子産物であるHER2タンパクに特異的に結合することで抗腫瘍効果を発揮する分子標的治療薬の一種。HER2過剰発現が確認された乳癌および胃癌に対する治療薬として用いられる。

# 4. 思わぬ所見に遭遇した症例

PET検査を受け，予期しない所見が見られた症例を示す。

## 症例15

50歳，女性。20年来，両側乳房の"しこり"で経過観察中である。5年前の右乳房腫瘤生検で悪性所見はなかった。今回，1か月前から増大する左乳房腫瘤を自覚したため，マンモグラフィ（図15-1）と超音波検査（図15-2）を受けた。

### 【マンモグラフィ/超音波所見】

マンモグラムでは，両側とも高濃度乳腺のため明らかな異常は指摘できない（図15-1）。超音波像では，右B/Dには20 mmの範囲に低エコー域を認める（図15-2 A ⇒）。また，左A/Cの17 mmの範囲で，低エコー域内部に点状高エコーを認める（図15-2 B ⇐）。両側とも1年前（画像非提示）と変化はなかった。

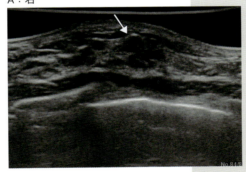

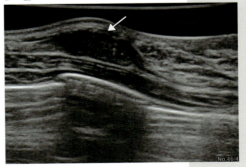

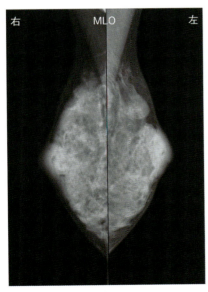

図15-1　マンモグラム　　　　図15-2　超音波像

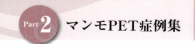

## Part 2　マンモPET症例集

【その後の経過】
　増大の自覚があった左A/C腫瘤からの生検で乳癌と診断され，術前検査としてPET（図15-3，4）を施行した。

【PET所見】
　全身PET/CT（図15-3）およびマンモPET（図15-4）で，左乳房A領域に既知の乳癌に相当するFDG集積を認める（←）。また，右乳房B領域にも，左側より限局した高集積を認める（図15-3 A ▶，C ▷，図15-4 A ▲）。

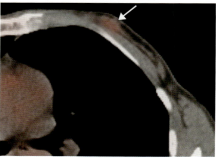
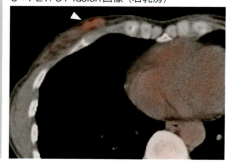
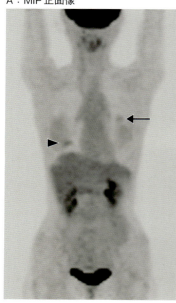

図15-3　全身PET

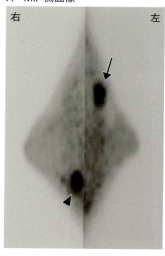

図15-4　マンモPET

## 4. 思わぬ所見に遭遇した症例

【その後の経過1】
　左乳癌に加え右側も乳癌が疑われ，MRI（図15-5）で精査された。

【MRI所見】
　造影MRIではマンモPET同様，右B領域（図15-5 A ▷）と左A領域（図15-5 B ⇐）に造影される腫瘤を認める。

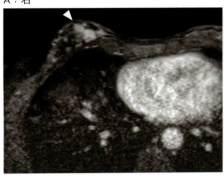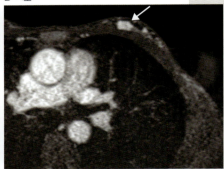

図15-5　造影MRI 脂肪抑制T1強調像

【その後の経過2】
　右乳腺腫瘍生検で悪性を否定できず，左乳房切除と右乳房部分切除を施行した。

【最終診断】
　左乳癌（浸潤性乳管癌），T1bN0M0，StageⅠ。右DCIS（背景に高度の乳腺症を伴う）。

【解　説】
　5年前から存在し，増大傾向に乏しかった右乳房非浸潤癌と，1か月の経過で増大した左浸潤癌であった。PETによる良悪性の鑑別は容易であったが，FDG集積はむしろ右側の非浸潤癌で高く，浸潤癌/非浸潤癌の鑑別はPETでも困難であった。

> **マメ知識**
>
> 本症例のように背景に高度の乳腺症がある場合，触診でもゴツゴツとした硬い乳腺を触れることが多い。マンモグラムでは高濃度乳腺や複数の腫瘤影を呈することも多く，超音波像も腫瘤様の低エコー域が散見され，小さな乳癌の指摘が難しい。これらに対し，マンモPETは背景の乳腺症と乳癌のコントラストが明瞭で，乳癌を容易に指摘できる。

# Part 2 マンモPET症例集

## 症例16

68歳，女性。左乳頭からの白色分泌物を主訴に受診した。超音波検査（図16-1）とCT（図16-2）が施行され，左乳房に腫瘤が認められた。

### 【超音波/CT所見】

超音波では左C領域に低エコー腫瘤を認め，後方エコーは減弱している（図16-1）。造影CTでは，左乳腺腫瘤（図16-2 ⇐）以外に異常は認められなかった。

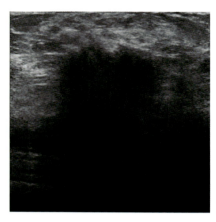

図16-1　左乳房超音波像

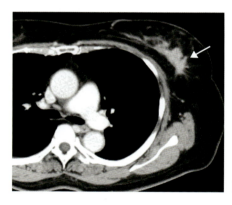

図16-2　造影CT

### 【その後の経過】

生検で硬癌と診断され，術前化学療法前の評価としてPET（図16-3, 4）が施行された。

### 【PET所見】

全身PET/CTで左乳癌の原発巣にFDG集積を認める（図16-3 A ←，B ⇐）。リンパ節転移・遠隔転移を疑う所見はない。マンモPET（図16-4）では，左乳癌の主腫瘤（A, B →）の乳頭側に小集積が連なり（A, B ◀），娘結節と考えられる。さらに，右乳房A領域にも径7mmの限局性集積を認める（A, B ＊）。

A：MIP 正面像

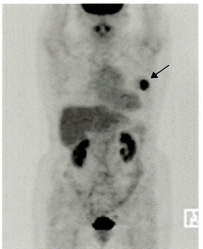

B：PET/CT fusion 画像

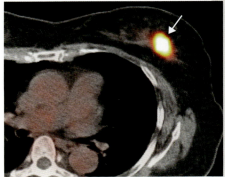

図16-3　全身PET

A：MIP 側面像

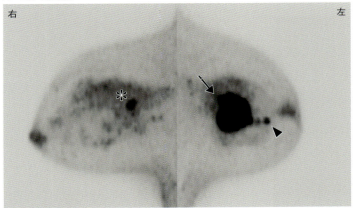

B：軸位横断像

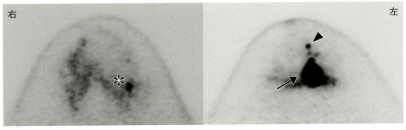

図16-4　マンモPET

【その後の経過】
　右乳房にも乳癌を疑い，MRI（図16-5）と超音波検査（図16-6）による再検査を施行した。

【MRI所見】
　造影MRI（図16-5）では，左乳房には原発巣（⇐）とその腹側に複数の娘結節（◁）が描出されている。右乳房A領域にも結節状の造影効果（＊）を認める。

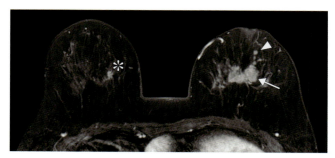

図16-5　造影MRI 脂肪抑制T1強調像

【再検超音波所見】
　超音波（図16-6）では，右乳房A領域に縦横比（D/W）の高い低エコー腫瘤（＊）を認める。

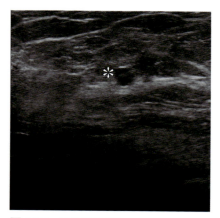

図16-6　右超音波像

【最終診断】
　左乳癌（硬癌）。右乳房A領域の腫瘤生検で異型細胞が認められ，DCISの可能性が高いとされた。術前化学療法後に再評価し，術式を検討する予定。

【解　説】
　左乳房の大きな進行乳癌に対し術前化学療法を行う方針となり，その時点で造影MRIは未施行であった。治療前に転移検索目的にPETが施行され，マンモPETで右側にも乳癌が疑われたため，造影MRIを施行し病変を確認。その後，超音波検査を再度行うと，乳癌を否定できない腫瘤が検出された。先行して造影MRIが施行されていたとしても特異的な造影効果とは言えず，マンモPETの異常集積がなければ，右側にも積極的に乳癌を疑って精査したかはわからない症例である。

## 4. 思わぬ所見に遭遇した症例

**参考症例** 49歳，女性，右浸潤性乳管癌

【画像所見】
　造影MRI，マンモPETともに，乳癌の原発巣と娘結節を示唆する集積（図16-7 ⇨，図16-8 →）が描出されている。MRIではそのほかに，血管や正常乳腺，乳腺症に相応する造影効果が散在しており，病変の拾い上げがやや難しくなっている。

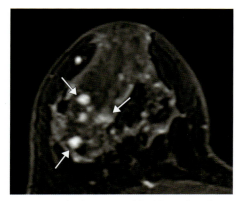 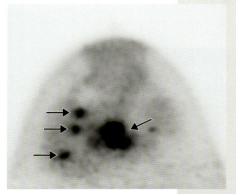

図16-7　造影MRI 脂肪抑制T1強調像　　図16-8　マンモPET（軸位横断像）

---

**マメ知識**

造影MRIは乳癌の局所進達度診断目的に広く用いられている。乳癌の病変については，造影MRIとマンモPETでは非常によく似た像として描出され，病変の拾い上げについて両者は同程度の感度を持っている。しかし，乳腺症の造影効果が目立つ症例もあり，特異度はマンモPETの方が高く，造影MRIでは偽陽性が多くなる[1]。また，若年者では背景乳腺の造影効果が高く，病変とのコントラストがつきにくく，造影MRIでは誤診の率が高くなる[2]。

●参考文献
1) Berg, W.A., et al. Breast cancer : comparative effectiveness of positron emission mammography and MR imaging in presurgical planning for the ipsilateral breast. *Radiology*. 2011 ; **258** : 59-72.
2) DeMartini, W.B., et al. Background parenchymal enhancement on breast MRI : impact on diagnostic performance. *Am. J. Roentgenol*., 2012 ; **198** : W373-80.

## Part 2 マンモPET症例集

### 症例17

52歳，女性。乳癌検診で左乳癌を指摘され，生検により硬癌と診断され，CT（図17-1）が施行された。

【CT所見】

造影CTでは左乳房C領域に，径13mmの環状に濃染する乳癌の原発巣を認める（図17-1 A ⇐）。左腋窩リンパ節が径13mmまでと腫大している。右腋窩リンパ節もやや目立つ（図17-1 B, C ▽）。

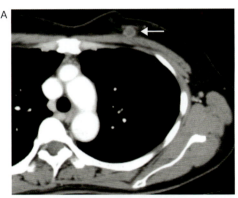
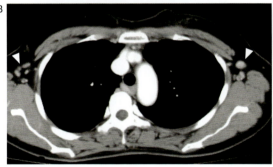
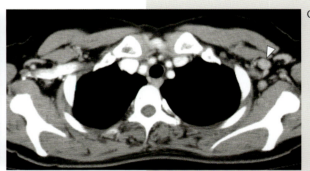

図17-1　造影CT

【その後の経過】

左腋窩リンパ節転移が疑われ，PET（図17-2, 3）を施行した。

【PET所見】

全身PET/CTでは，左乳癌の原発巣にFDG集積（図17-2 A ←，B ⇐）を認める。両側腋窩リンパ節にも軽度集積を認める（図17-2 A ◄，B, C ◁）。マンモPETのMIP像では左乳癌の原発巣は全体に高集積だが（図17-3 A ←），軸位横断像では環状のFDG集積を認め（図17-3 B ←），造影CTで見られた内部壊死所見（環状造影効果）に合致している。また，右乳房D領域に複数の小集積を認める（図17-3 A, B ＊）。

4. 思わぬ所見に遭遇した症例

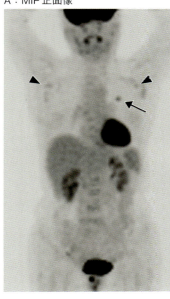
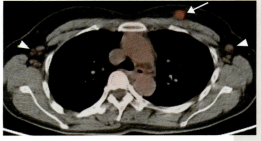
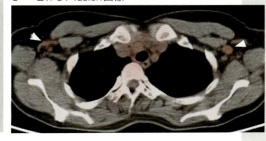

図17-2　全身PET

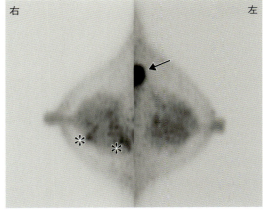
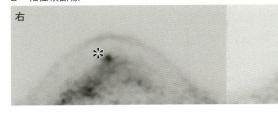

図17-3　マンモPET

【その後の経過】
　PET/CTでリンパ節の軽度腫大が目立つものの，分布が広範囲であること，FDG集積は軽度で左右対称性であることから，乳癌の転移よりは関節リウマチやSLEなどの自己免疫性疾患や炎症性疾患などの良性集積を考えた。一方，マンモPETで右乳房に散見された小集積は乳癌が否定できなかったため，MRI（図17-4）を施行した。

## 【MRI所見】

造影MRIでは，左乳房C領域に既知の乳癌の環状造影効果を認める（図17-4 A ⇦）。両側B/D領域には，小結節状の造影効果が散見される（図17-4 B ※）。

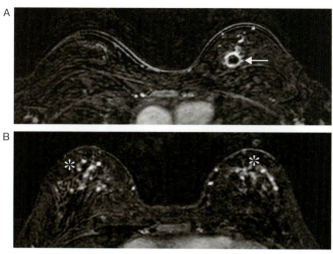

図17-4　造影MRI 脂肪抑制T1強調像

## 【最終診断】

両側腋窩・後頸部リンパ節細胞診でClass II，悪性所見なし。左乳癌（転移なし）＋両側乳腺症。

## 【その後の経過】

術前化学療法を施行し，術前日の超音波検査で左乳癌の原発巣は不明瞭となっていた。また，両側乳腺は豹紋状で，C/D領域には低エコー腫瘤や囊胞が散在しており，乳腺症の所見であった。

## 【解　説】

乳腺症は，女性ホルモンの影響下で乳腺に囊胞や乳管内乳頭腫，アポクリン化生など，さまざまな病変を呈する。通常，両側性に見られ，本例も両乳房に超音波検査と造影MRIで所見が見られた。形態的には左右対称性に広範囲に存在する病変でも，各病変の出現時期や活動性によってグルコース代謝は均一ではないため，マンモPETで見られる集積が片側性であったり，限局性であったりと，乳癌と紛らわしいことがある。本症例のように，他モダリティで典型的な乳腺症の所見が見られれば診断が容易になるため，複数のモダリティを組み合わせた診断が必要である。

# 5. 治療効果判定症例

乳癌の治療後の経過観察のために PET を受けた症例を示す。

## 症例18

71歳，女性。15年前，右乳癌にて乳房部分切除と放射線治療を受けた。7年前，CEA 上昇のため PET（図18-1）が施行された。

### 【初回PET所見】

初回の PET（図18-1）では，左乳房 A 領域（B ⇐）と甲状腺右葉（A ▶，C ▷）に FDG 集積を認める。

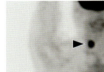
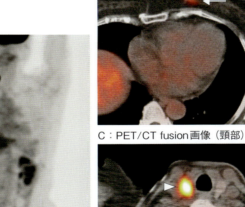
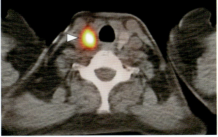

図18-1　7年前（初回）の全身PET

### 【その後の経過1】

左乳癌と甲状腺癌を疑い精査した結果，甲状腺癌と診断され，甲状腺右葉切除が施行された。左乳房生検では悪性とは確定されず，経過観察となった。その5年後（1年前），CT（図18-2）で左乳房腫瘤が増大し（A ⇒），右乳腺にも結節状の造影効果が出現したため（B ▽），左乳癌および右乳癌局所再発を疑い，PET（図18-3）を施行した。

## 【CTおよび再検PET所見】

造影CTでは，左乳房A領域の造影効果が目立つ（図18-2 A ⇒）。PET/CTでは，初回のPET（図18-1 B）と比較して同部位の集積が強くなり，範囲も拡大している（図18-3 A ⇒）。また，右乳房創下の乳腺内に軽度の造影効果（図18-2 B ▽）と，限局性の軽度FDG集積（図18-3 B ▽）を認める。

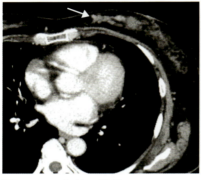
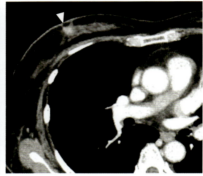

図18-2　1年前の造影CT

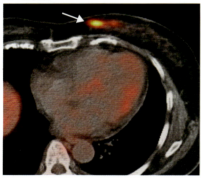
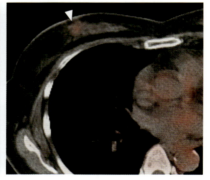

図18-3　1年前の全身PET/CT fusion画像

## 【診　断】

生検で，左乳癌および右乳癌局所再発と診断された。

## 【その後の経過2】

その後，ホルモン療法が施行され，造影CT上，腫瘍は縮小した（図18-4 ⇒）。今回，腫瘍のviabilityを評価するため，3回目のPET（図18-5，6）を施行した（この間にマンモPETが導入されたため，マンモPETは初回となる）。

## 5. 治療効果判定症例

【再検CTおよび3回目PET所見】
　造影CT上，左乳房A領域の腫瘤は前回より縮小し（図18-4 ⇒），右側の局所再発腫瘤ははっきりしない。左乳房には，全身PET/CT上は異常集積が同定できなくなっているが（図18-5 ⇒），マンモPET上は明らかに結節性集積が認められる（図18-6 ←）。一方，マンモPET上も右乳房内に異常集積は認められない。

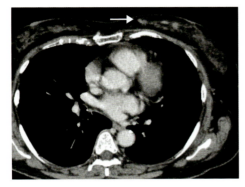

図18-4　造影CT

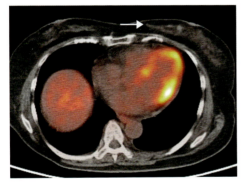

図18-5　全身PET/CT fusion像

A：MIP側面像

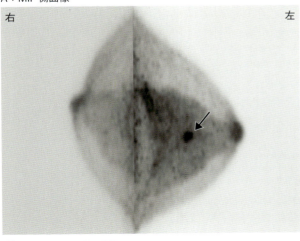

B：左軸位横断像

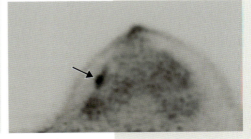

図18-6　マンモPET

# Part2 マンモPET症例集

【ホルモン療法後評価】

右乳癌局所再発は消失，左乳癌は一部残存。

【その後の経過3】

左乳癌は残存があるものの縮小していることと，新たな悪性病変の出現は認めないことから，ホルモン療法を続行しながら経過観察をすることになった。

【解　説】

乳癌の治療後経過観察時には，腫瘍マーカー測定が再発の補助診断に用いられる。本症例は初回PET時（7年前）からCEA，CA15-3，BCA225のいずれも高値であったが，その後横ばいになり，腫瘍マーカーによる病勢の評価ができなくなっていた。全身PET/CTでは，左右の乳癌とも集積が低下したことから治療効果は確認できたが，腫瘍組織残存の有無までは評価が難しい。マンモPETでは残存腫瘍を疑う集積が明瞭で，今後の経過観察時のメルクマールとすることができる。

## マメ知識

PET/CTによる再発診断能は，CT[1]や腫瘍マーカー[2]よりも優れており，再発後のQOLの維持・向上に貢献できる。残念ながら，PET/CTによる経過観察で長期予後が改善されるというエビデンスはまだない。本症例に見るように，小病変の検出は明らかにマンモPETが優れているため，今後，マンモPETと併せた再発診断が乳癌の長期予後の改善につながることが期待される。

●参考文献

1) Evangelista., L, et al. Comparison of [18]F-FDG positron emission tomography/ computed tomography and computed tomography in patients with already-treated breast cancer : diagnostic and prognostic implications. *Q. J. Nucl. Med. Mol. Imaging*, 2012 ; **56** : 375-384.
2) Evangelista, Lm, et al. Tumour markers and FDG PET/CT for prediction of disease relapse in patients with breast cancer. *Eur. J. Nucl. Med. Mol. Imaging*, 2011 ; **38** : 293-301.

## 症例19

28歳，女性。右乳房のしこりと痛みを自覚して受診し，精査で右乳癌の診断が確定している（図19-1，2）。治療前診断のためにPET検査を受けた（図19-3）。

### 【MRIおよびCT所見】

造影MRIと造影CTでは，右乳房C領域を中心に広範囲の造影効果を認める（図19-1，2 ⇒）。造影CTでは，右腋窩リンパ節が腫大している（図19-2 ▽）。

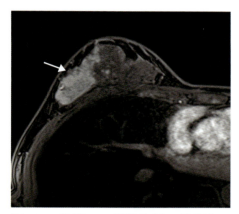

図19-1　造影MRI 脂肪抑制T1強調像

A：右乳房　　　　　　　　B：右腋窩

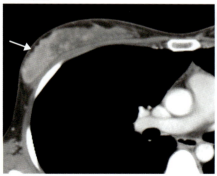 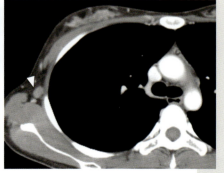

図19-2　造影CT

### 【PET所見】

全身PET/CTでは，右乳房内に原発巣に相当する広範囲なFDG集積があり（図19-3 A →，B ⇒），右腋窩リンパ節にもFDG集積を認める（図19-3 A ▶，C，D ▷）。

Part2 マンモPET症例集

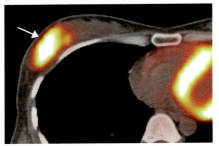
B：PET/CT fusion画像（右乳房）

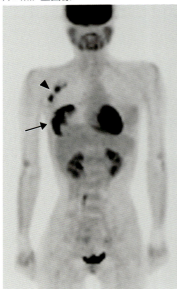
A：MIP 正面像

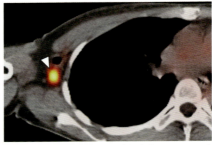
C：PET/CT fusion画像（右腋窩レベルⅠ）

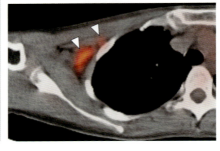
D：PET/CT fusion画像（右腋窩：レベルⅡ）

図19-3　全身PET

【その後の経過】
　高度の局所浸潤癌として術前化学療法を施行し，いったん原発巣は縮小したが，CT（図19-4）で再増大が疑われたため外科手術を検討し，PET（図19-5，6）で再検した（この間にマンモPETが導入された）。

【CT所見】
　造影CTでは，治療前CTに比べると縮小しているが，まだ広範囲に造影効果が残存している（図19-4 ⇒）。

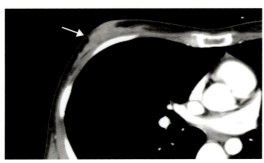
図19-4　化学療法開始8か月後造影CT

74

## 5. 治療効果判定症例

【PET所見】

PET/CTでは右腋窩リンパ節の集積は消失し，治療前と比べて右乳癌原発巣へのFDG集積は低下している（図19-5 A →，B ⇒）。転移を疑う所見はない。マンモPETで右乳房全域に結節状のFDG集積を複数認める（図19-6 →）。

A：MIP 正面像

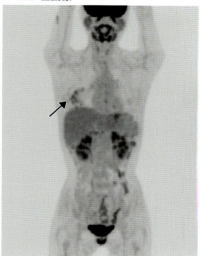

B：PET/CT fusion画像

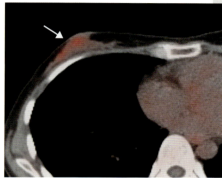

図19-5　化学療法開始8か月後全身PET

A：MIP 側面像

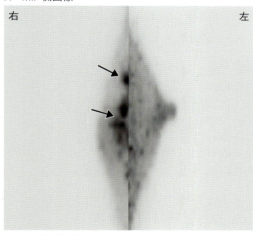

C：右矢状断像

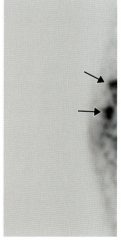

B：右軸位横断像

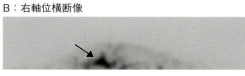

図19-6　マンモPET

【PET診断】

右乳癌のviabilityは残存しているが，腋窩リンパ節転移のviabilityは消失している。

# Part2 マンモPET症例集

## 【最終診断】

　右乳房全摘出および腋窩リンパ節郭清術を施行し，原発巣には癌細胞を認めたが，リンパ節には認めなかった。その後，右胸壁放射線照射を施行した。

## 【解　説】

　治療中に局所の再増大が疑われ，今後の治療方針決定のためにPETが施行された。PET/CT上は原発巣の集積は低下しており，治療効果はあったと考えられたが，マンモPET上はより明瞭な結節状集積が複数見られ，腫瘍の残存が明らかで，治療法の変更が必要と判断された。

### マメ知識1

悪性腫瘍に対する治療効果判定（モニタリング）にPETが有用であることはさまざまな腫瘍で知られている。術前化学療法後に原発巣にFDG集積が残存すると再発リスクが高く，生存率が低下すると報告されている[1]。本症例に見るように，より高い空間分解能を有するマンモPETは，PET/CTよりも腫瘍の残存の評価が容易である。

●参考文献
1) Ishiba, T., et al. Efficiency of fluorodeoxyglucose positron emission tomography/computed tomography to predict prognosis in breast cancer patients received neoadjuvant chemotherapy. *Springerplus*. 2015 ; 4 : 817.

### マメ知識2

転移を有する乳癌に対する治療効果判定にもPETは有用である。図19-7（77P）に参考症例を示す。

図19-7 Aは，乳癌術後2年7か月に骨転移を来した症例である。治療経過中，CT上は骨硬化域がわずかに拡大しており，骨転移の増悪と思われるが，FDG集積程度と骨硬化の程度は必ずしも一致せず，FDG集積の増減により治療効果を判定することができる。治療後に骨硬化性変化を来した骨転移巣は，癌細胞が消失してもX線やCT上は骨硬化像のままであるため，腫瘍細胞が残存しているか，治療効果があったかの判断ができないが，PETでは腫瘍細胞が消失していればFDG集積も消失する。

図19-7 Bは，乳癌術後22年で骨転移を来した症例である。こちらは経過中，CT上の変化は乏しく，stable diseaseと判断されてしまうが，FDG集積は漸増しており，progressive diseaseと判断できる。

このように形態診断であるCTに比べ，機能診断であるPETは腫瘍の活動性に依存するため，全身の病勢を把握するのに有用である[2]。

●参考文献
2) Du, Y., et al. Fusion of metabolic function and morphology : sequential [18F] fluorodeoxyglucose positron-emission tomography/computed tomography studies yield new insights into the natural history of bone metastases in breast cancer. *J. Clin. Oncol.*, 2007 ; **25** (23) : 3440-3447.

5. 治療効果判定症例

A：参考症例1

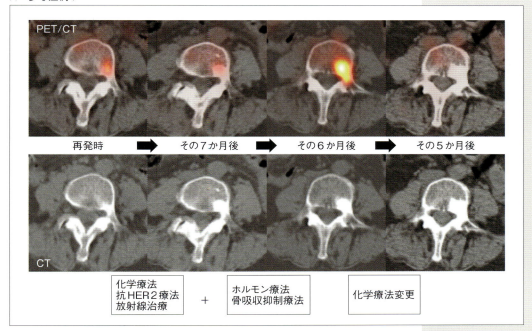

B：参考症例2

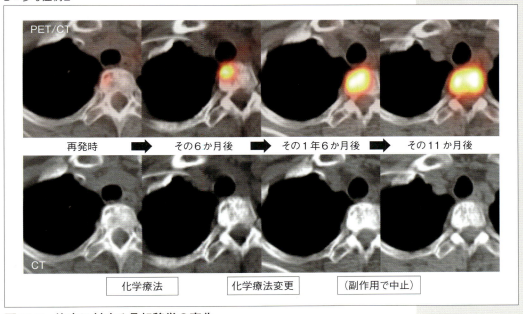

図19-7　治療に対する骨転移巣の変化

# 著者紹介

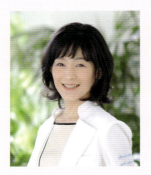

**佐藤　葉子**（Sato Yoko）
山梨 PET 画像診断クリニック院長

1996年 富山医科薬科大学（現富山大学）医学部医学科，
2004年 山梨医科大学（現山梨大学）大学院卒業。
放射線科診断医として山梨大学医学部放射線科，社会保険山梨病院放射線科，甲府脳神経外科病院 PET センター／放射線科勤務を経て，2017年5月より現職。

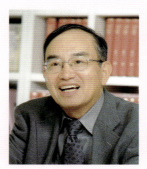

**荒木　力**（Araki Tsutomu）
山梨 PET 画像診断クリニック名誉院長
山梨大学名誉教授，健康科学大学学長

1973年 東京大学医学部医学科卒業
1983年 山梨医科大学助教授
1991年 東京大学助教授
1995年 山梨医科大学教授
2002〜2013年 山梨大学大学院教授
2002〜2007年 山梨大学医学部附属病院副病院長（兼任）
2006〜2010年 日本磁気共鳴医学会会長（理事長）
2013年 健康科学大学特任教授／副学長
2013年〜山梨大学名誉教授，2017年〜健康科学大学学長

---

## マンモPETでここまでわかる
### 〜乳房専用PETによる新しい乳がん画像診断〜

| | |
|---|---|
| 2017年4月25日 | 検印省略 |

著　者　　佐藤葉子，荒木　力

発　行　　株式会社　インナービジョン
　　　　　〒113-0033　東京都文京区本郷 3-15-1
　　　　　TEL 03-3818-3502　　FAX 03-3818-3522
　　　　　E-mail　info@innervision.co.jp
　　　　　URL　http://www.innervision.co.jp
　　　　　郵便振替　00190-6-53037

印　刷　　株式会社　シナノ

---

©INNERVISION　　落丁・乱丁はお取り替えいたします。

ISBN978-4-902131-42-0